MULHER REAL, LIVRE
— E —
PODEROSA

CARO(A) LEITOR(A),
Queremos saber sua opinião sobre nossos livros.
Após a leitura, curta-nos no **facebook.com/editoragentebr**, siga-nos no Twitter **@EditoraGente** e no Instagram **@editoragente** e visite-nos no site **www.editoragente.com.br**. Cadastre-se e contribua com sugestões, críticas ou elogios.

NUBIANA OLIVEIRA

MULHER REAL, LIVRE E PODEROSA

PREFÁCIO DE LUIZA HELENA TRAJANO

COLOQUE-SE COMO PRIORIDADE DA SUA VIDA, EXPLORE SUA REAL IDENTIDADE E DESCUBRA O PODER DA SUA VOZ

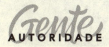

Diretora
Rosely Boschini

Gerente Editorial Pleno
Franciane Batagin Ribeiro

Assistente Editorial
Alanne Maria

Produção Gráfica
Fábio Esteves

Preparação
Wélida Muniz

Capa
Mariana Ferreira

Projeto Gráfico e Diagramação
Gisele Baptista de Oliveira

Revisão
Andréa Bruno
Algo Novo Editorial

Impressão
Gráfica Rettec

Copyright © 2022 by Nubiana Oliveira
Todos os direitos desta edição
são reservados à Editora Gente.
Rua Natingui, nº 379 - Vila Madalena
São Paulo, SP – CEP 05443-000
Telefone: (11) 3670-2500
Site: www.editoragente.com.br
E-mail: gente@editoragente.com.br

Dados Internacionais de Catalogação na Publicação (CIP)
Angélica Ilacqua CRB-8/7057

Oliveira, Nubiana
  Mulher real, livre e poderosa: coloque-se como prioridade da sua vida, explore sua real identidade e descubra o poder da sua voz. / Nubiana Oliveira. – São Paulo: Gente Autoridade, 2022.
  208 p.

ISBN 978-65-88523-39-1

1. Autoajuda 2. Mulheres – Desenvolvimento pessoal I. Título

22-0885   CDD 158.1

Índices para catálogo sistemático:
1. Desenvolvimento pessoal 2. Negócios

Nubiana Oliveira é uma profissional extremamente comprometida com o sucesso de quem a contrata. Ela tem uma visão humanitária e empática que cativa todos ao seu redor. Eu a conheço faz muitos anos, já dividimos o mesmo projeto corporativo de autoliderança, no qual colhemos ótimos resultados. Sua índole e seu carisma são marcas que traduzem essa mulher de fibra que eu tenho tanto orgulho de chamar de amiga.

Luciana Martins Passadori
Diretora-executiva da Passadori Comunicação, diretora estratégica do Instituto Vasselo Goldoni (IVG), mentora e coaching de desenvolvimento humano e de autoliderança.

Nubiana seguiu a fórmula da felicidade, que é simplesmente ser quem se é, se priorizar! *Mulher real, livre e poderosa* mostra como ela atraiu corações por sua dedicação ao trabalho. Nubiana inspirou, lutou, transformou e venceu – e deu a nós, mulheres, a certeza de que podemos vencer também.

Rita de Cássia Andrade Lorenzo Corcera
Empreendedora, administradora de empresas e gerente geral da FCDL-MG.

Nubiana Oliveira é uma mulher maravilhosa e uma excelente profissional; pessoa de coração gigante e de sucesso extraordinário. Este livro é uma belíssima e emocionante história a respeito de mulheres que se autoajudaram.

Na obra, somos convidadas a acompanhar de perto a trajetória de diversas mulheres que, no decorrer da vida, aprenderam a se colocar em primeiro lugar e a viver a própria história, sem se preocupar com o que os outros vão pensar.

Eu recomendo a leitura a todos e espero que ela transmita o mesmo sentimento que transmitiu a mim: vontade de mudança, força e coragem por sermos mulheres.

Eliane Maria Tomasin
Coach e gerente executiva da CDL de Sorriso, unidade Mato Grosso (MT).

Nubiana é isso: inspiração, impulso e motivação! Aos 50 anos, comecei a estudar por encorajamento dela: ao me espelhar em Nubiana, me reinventei. Hoje, quero ser o melhor porque assim aprendi com ela, com o bem-querer, pois a tenho em meu caminho.

Valorizar quem sou e quem ainda posso ser, sem nunca me desmerecer! Em Mulher livre, real e poderosa, Nubiana ensina por meio do amor-próprio o quanto devemos nos amar; seu jeito determinado nos inspira, acorda e desperta para os objetivos que queremos e iremos alcançar!

Valdirene Leite
Consultora de Vendas Emprasp.

Nota da Publisher

Para as mulheres, descobrir o que as fazem verdadeiramente feliz, seja na vida pessoal ou profissional, é um desafio constante. No entanto, em um contexto social cada vez mais dinâmico, as oportunidades e os espaços para conversarmos sobre o que potencializa e transforma as nossas vidas são cada vez maiores – e devemos celebrar quando uma de nós compartilha, por meio de histórias reais, exemplos que nos convidam a ir *além*, editar a história e transformar o mundo ao nosso redor.

É por isso que celebro com entusiasmo e alegria este livro, o primeiro de Nubiana Oliveira, empresária e palestrante dedicada, cujas palavras e reflexões inspiram toda e qualquer mulher a explorar seus superpoderes e capacidades para colocar em prática os objetivos adiados e os sonhos mais íntimos.

Aqui, cara leitora, você encontrará um texto profundo e complexo, mas muito generoso. Nubiana utilizou seus trinta anos como empresária e líder de mulheres para mostrar que toda mulher é capaz de se reorganizar, traçar um planejamento eficiente e se colocar como prioridade na sua história.

Neste livro, você verá que, com a companhia e a orientação certa, é possível encontrar os caminhos que a levarão até a melhor versão de você mesma.

Espero você na próxima página. Boa leitura!

Rosely Boschini
CEO & Publisher da Editora Gente

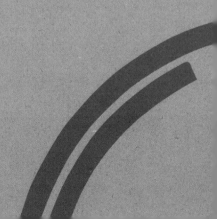

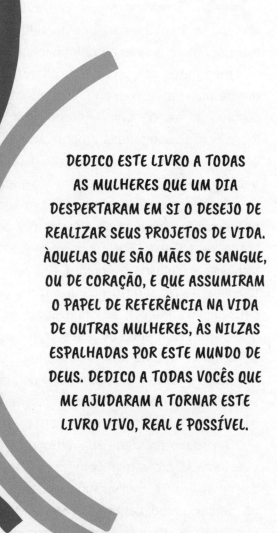

DEDICO ESTE LIVRO A TODAS AS MULHERES QUE UM DIA DESPERTARAM EM SI O DESEJO DE REALIZAR SEUS PROJETOS DE VIDA. ÀQUELAS QUE SÃO MÃES DE SANGUE, OU DE CORAÇÃO, E QUE ASSUMIRAM O PAPEL DE REFERÊNCIA NA VIDA DE OUTRAS MULHERES, ÀS NILZAS ESPALHADAS POR ESTE MUNDO DE DEUS. DEDICO A TODAS VOCÊS QUE ME AJUDARAM A TORNAR ESTE LIVRO VIVO, REAL E POSSÍVEL.

Agradecimentos

Agradeço, hoje, amanhã e sempre, ao meu melhor amigo, aquele que me ouve em todos os momentos e me ajuda a realizar os meus sonhos. Aquele que torna possível minha estadia nesta vida, mostrando o quanto posso ir além por meio do seu amor infinito e incondicional. Aquele que é luz nos momentos de escuridão, e cobertor quando o frio do medo e da dúvida tiram meu sossego. Ele, que não dorme e está sempre ali, pronto para me dar colo em todo lugar. Agradeço a esse Pai maravilhoso por me aceitar exatamente como sou, sem julgamentos, punições ou comparações. Por esse cuidado e pela forte presença do Seu espírito em minha vida, eu sou toda gratidão.

Agradeço à mulher que sempre será minha maior inspiração e referência feminina aqui na Terra, minha mãe e melhor amiga: Nilza Lopes de Oliveira. Sua força foi meu combustível para que eu me tornasse a Nubiana de hoje. Ela já sabe, mas nunca perco a oportunidade de registrar o quanto eu a amo e me esforço para seguir seus passos. Por ela, eu me aventurei a escrever este livro. Desejei que o mundo inteiro soubesse do meu privilégio em ter nascido de um ventre cheio de amor e sabedoria. Com ela, aprendi a acreditar que sou a pessoa mais importante do universo e que, enquanto essa verdade estiver presente em minha vida, poderei dar às pessoas que me cercam o que há de melhor em mim.

Agradeço ao meu pai, Walteir de Oliveira, meu parceiro de vida e de jornada. Ele esteve comigo em todos os momentos, incentivando-me a ser uma mulher independente, decidida, capaz de aguentar os percalços do caminho. Foram as mãos dele que enxugaram minhas lágrimas durante minha formatura. Foi de braços dados com ele que cheguei ao altar. Naquele dia, ele me disse: "Se até a hora do sim, você não estiver certa de que deseja seguir adiante, fique tranquila. Nós estaremos por perto para acolher você". Continuei firme na minha escolha e nunca tive dúvidas de que ele estará sempre me esperando quando eu precisar.

Agradeço ao meu querido e amado esposo, Crystiano, a pessoa que mais me apoia em minha jornada de palestrante, escritora e empresária. Ele está sempre ao meu lado, disposto a ser braço direito, colo, abraço. Nunca me faltam, dele, desejos de boa sorte, puxões de orelha, críticas e elogios que me empurram para a frente. Com ele, compartilho confiança, cumplicidade, perdão e muitos sonhos. Só quem ama de verdade é capaz de viver um tipo de afeto que não aprisiona, mas liberta, que acompanha e não desampara. Ele compreende "meu jeito Nubiana Oliveira de ser" e faz o impossível para me fazer sorrir.

Agradeço aos meus amados filhos, Nycolle e Heytor. Como sou grata pela oportunidade de ser mãe! É por eles que meu coração pulsa. Se respiro, é porque estão comigo. Quando fecho os olhos, sei que não estou sozinha. Ao acordar, tento fazer um mundo melhor porque é o mundo que eles vão habitar. Faço meu melhor para deixar melhores pessoas neste mundo que construímos juntos todos os dias.

Agradeço ao meu irmão, Núbio, companheiro de vida e de tantas estradas. Ele é minha diversão, amizade e aconchego; minha proteção diária, meu porto seguro.

Agradeço à Editora Gente, especialmente a Rosely Boschini e sua equipe, uma ponte para tantas transformações vividas dentro de mim.

Agradeço, por fim, a todos aqueles que me ajudaram a tirar este livro do meu coração e trazê-lo ao mundo. Às mulheres que confiaram em mim seus depoimentos e sentimentos, dedico minha mais sincera gratidão.

14
PREFÁCIO
TRANSFORMANDO-SE
A CADA CICLO

16
INTRODUÇÃO

31
CAPÍTULO 1
GERAÇÃO CULPADA
O TEMPO TODO

49
CAPÍTULO 2
ESTAMOS
EXAUSTAS

63
CAPÍTULO 3
NÃO ENSINARAM
A VOCÊ

79
CAPÍTULO 4
UM NOVO LUGAR
DENTRO DE VOCÊ

95
CAPÍTULO 5
MUDE SEU JEITO DE PENSAR

111
CAPÍTULO 6
SEJA A SUA PRIORIDADE

131
CAPÍTULO 7
PERCEBA-SE, CUIDE-SE, AME-SE

149
CAPÍTULO 8
A HORA DA AÇÃO

167
CAPÍTULO 9
A CORAGEM DE PERDOAR E TER FÉ

183
CAPÍTULO 10
É TEMPO DE AGRADECER

195
CAPÍTULO 11
APOSTE EM VOCÊ

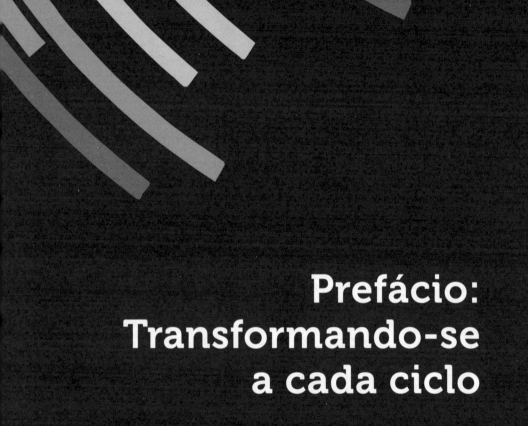

Prefácio: Transformando-se a cada ciclo

Não existe nada que não possa ser revisto, melhorado e transformado. A própria sociedade é assim: ao decorrer dos anos, redescobre o seu papel e evolui.

As mulheres trabalham de maneira orgânica, totalmente em sintonia com os novos princípios da administração – assim como fazem em sua vida, adaptando-se e reinventando-se para as diferentes etapas que se seguem.

Diante dessa realidade, é importante estarmos preparadas em cada uma dessas fases, a fim de refletirmos sobre nossas atitudes, novas necessidades e sobre o que nos torna felizes e dispostas.

É por isso que leituras como Mulher real, livre e poderosa são tão essenciais. Nesta obra, a autora Nubiana Oliveira nos leva a refletir sobre questões fundamentais e práticas para podermos realizar uma autoavaliação e avançar nas constantes mudanças de ciclo, obtendo progressos profissionais e pessoais e, assim, conquistando nossa própria realização.

Luiza Helena Trajano
Presidente do conselho do Magazine Luiza
e do Grupo Mulheres do Brasil

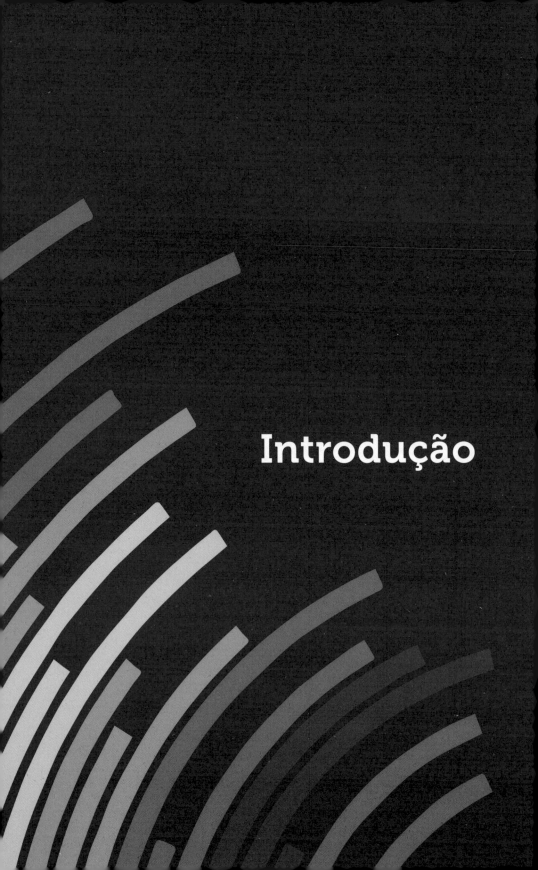
Introdução

Que mulher incrível. Esse foi o meu primeiro pensamento ao encontrar Ana.[1] Ela era inteligente, divertida, comunicativa, gentil, bem relacionada e muito, muito bonita. De cara, pareceu-me uma daquelas pessoas iluminadas que você quer ter sempre por perto. Bastaram, no entanto, alguns minutos de conversa para perceber que Ana não se via como eu a via. Aos 40 e poucos anos, sentia-se infeliz. Casada com um homem que não a respeitava e que havia tolhido até seus sonhos de estudar, Ana estava cansada de viver uma vida tão diferente da que tinha planejado.

Naquele instante, pensei em todas as Anas com quem cruzei durante minha carreira. Lembrei-me das inúmeras mulheres maravilhosas e esgotadas por correr o tempo inteiro sem chegar a lugar nenhum; das histórias de pessoas incapazes de tomar decisões e de sair de situações de paralisia. Eu, inclusive, já fui uma delas. Conheci de perto o peso de ter que dar conta de tudo e nunca me considerar pronta para dar um passo importante.

Algumas perguntas, por mais que não fossem novas, voltaram com força à minha mente. Por que nos deixamos chegar a esse ponto? Por que ainda renunciamos quem somos para cumprir padrões impostos pelos outros? Por que temos medo de nos posicionar ou de dar opiniões em ambientes predominantemente masculinos? Por que ser mulher é sinônimo de negação da individualidade? Por que aceitamos que nos digam até onde podemos ir? Por que é tão difícil conciliar vida pessoal e profissional sem sentirmos culpa? Por que estamos exaustas, afinal?

Ana e eu conversamos por uma longa tarde sobre essas questões. Pude sentir sua frustração por ter deixado para trás tantos sonhos, mas vi também o desejo de recomeçar. Contei a ela como eu tinha conseguido virar a chave da minha vida adotando uma postura na qual eu era

---

[1] Todos os nomes citados no livro foram trocados para preservar a identidade das mulheres.

a protagonista das minhas escolhas, e como aquela mudança me levou a assumir o desafio de ajudar outras mulheres a encarar as próprias jornadas de transformação. Selamos, então, um acordo: seguiríamos juntas em um processo de redescoberta e reinvenção.

Não prometi a ela que seria fácil. Pelo contrário, levaria tempo e, certamente, correriam muitas lágrimas. Ana seguiu em frente. Remexeu em velhos baús internos nos quais guardava dores, culpas e desculpas e, com pequenos passos, começou a se enxergar de verdade. Reaprendeu a expor o que sentia e passou a ter coragem de se colocar em primeiro lugar.

O marido assistiu àquele movimento e percebeu que estava perdendo espaço na vida de Ana. A verdade é que ele se sentia intimidado pela grandeza da esposa, e tratá-la com desprezo era sua estratégia de dominação. Quando Ana retomou o controle da própria vida, ele entendeu que, se quisesse continuar ao lado dela, teria também de viver a própria (r)evolução. Ambos se dispuseram a tentar de novo. E, quando as peças voltaram a se encaixar, eles conseguiram construir uma relação mais afetuosa e leve. Hoje, são sócios em um novo empreendimento, e Ana está prestes a receber seu primeiro diploma de graduação.

Esse, claro, não é o fim da história. Ana segue atravessando a vida cada vez mais segura do que é importante para ela. Ainda há instantes de cansaço, e, às vezes, a insegurança ameaça bater à porta. Agora, porém, ela já sabe como lidar com suas forças e fraquezas sem perder o foco. O que ela não sabe é que nosso encontro naquele dia fez reverberar em mim algo que eu já desejava havia muitos anos; algo que carreguei secretamente sem nunca ter dado o primeiro passo: a decisão de escrever este livro que você tem nas mãos.

E SE EU NÃO DESSE CONTA?

Há mais de quinze anos venho trabalhando com mulheres de todo o Brasil em treinamentos, palestras e atendimentos como coach. Ouço

INTRODUÇÃO

os conflitos, compartilho experiências, ajudo-as a curar as feridas mais profundas. Essa trajetória, no entanto, começou muito antes, nas farmácias das quais sou sócia-proprietária e em que dei início à minha vida de empresária. Posso dizer, com convicção, que estar atrás dos balcões foi um grande laboratório para entender o universo das mulheres. Foi onde descobri que, muitas vezes, o melhor remédio para elas era ter alguém para escutá-las com empatia. Mais que dores físicas, carregavam, também, as emocionais; ansiavam ser compreendidas e acolhidas.

Acompanhei incontáveis histórias e busquei estar presente, nem que fosse por apenas alguns minutos. Se eu voltar um pouco mais no tempo, posso, inclusive, dizer que essa prática eu já carregava comigo desde a época em que atuei com mulheres na política – mas isso é assunto para outro livro.

Nesses últimos anos, tenho visto movimentos incríveis acontecerem e tenho aprendido com cada uma dessas mulheres a me tornar um ser humano melhor. De muitas delas, escutei que precisava ampliar minha voz: "Nubiana, lance seu livro. Jogue para o universo a energia que você dedica a quem cruza seu caminho". Por mais que acreditasse na potência do meu trabalho, adiei esse projeto inúmeras vezes. Dizia para mim mesma que não era a hora, que não tinha tempo ou que deveria me dedicar a outras coisas. No fundo, eu só estava encontrando desculpas para justificar algo que me dava medo. E se eu não desse conta?

Venci essa barreira quando vi a transformação de Ana. Ajudá-la a fazer as pazes consigo me deu o empurrão de que eu precisava. Há alguns meses, abri o notebook e escrevi: "Mulher real, livre e poderosa. Autora: Nubiana Oliveira". Esse era o nome da palestra que eu já vinha realizando em vários estados do país e que foi inspirada na minha mãe, Nilza Lopes de Oliveira, meu maior exemplo de mulher que viveu e vive a própria verdade. Era também o conselho que eu gostaria de ter recebido alguns anos antes, quando ainda era uma jovem universitária que deixou Goiatuba, em Goiás, para desbravar o mundo.

POR QUE ACEITAMOS QUE NOS DIGAM ATÉ ONDE PODEMOS IR? POR QUE É TÃO DIFÍCIL CONCILIAR VIDA PESSOAL E PROFISSIONAL SEM SENTIRMOS CULPA? POR QUE ESTAMOS EXAUSTAS, AFINAL?

INTRODUÇÃO

Na época, eu não sabia nada do que me esperava. Apesar de ter recebido todo o incentivo dos meus pais para ser uma mulher independente, descobri sozinha que somos levadas, desde cedo, a cumprir papéis que não escolhemos. Acumulamos funções, aceitamos imposições e, sem perceber, caímos na armadilha de buscar um padrão idealizado por outros, quando nosso único desejo é ser quem somos. Com o tempo, isso reduz nossas ambições do que podemos realizar – seja no campo pessoal ou profissional – e se converte em comportamentos destrutivos, como falta de autoconfiança, baixa autoestima, receio de dizer algo ou de tomar iniciativas. No fim, restam quase sempre um grande cansaço e pouca satisfação.

Tenho plena consciência do meu lugar de privilégio em uma sociedade machista, racista e desigual, afinal de contas sou uma mulher branca, heterossexual e com acesso a uma boa educação. E, ainda assim, não me livrei da pressão que, cedo ou tarde, nos domina. Mãe exemplar, profissional bem-sucedida, dona de casa brilhante, esposa atenciosa, filha presente: são adjetivos demais exigidos de uma única pessoa. Tive de atravessar meu próprio deserto para entender que ninguém tem que ser perfeito em tudo. Descobri que eu podia, sim, ir além, crescer e ocupar um espaço importante, e me libertar da prisão imaginária que tolhe nossa capacidade de viver sem julgamento.

Tais noções podem parecer simplórias; no entanto, passei a me dar conta delas em um treinamento de imersão de autoconhecimento de que participei há alguns anos. Na época, minha filha ainda era um bebê, e eu cheguei ao local me sentindo culpada porque ia passar três dias sozinha e sem acesso ao celular. Para piorar, ainda amamentava e precisei organizar todo um esquema para não prejudicar a rotina de alimentação dela, mas não desisti. Resolvi me entregar e viver aquele momento dando o melhor de mim. A ficha só caiu quando, em um dos intervalos do curso, tirei um tempo para refletir sobre meus projetos. Pensei em tudo o que ainda desejava realizar e entendi, ali, que eu era a única responsável pelas minhas escolhas.

A dedicação ao treinamento me rendeu um convite para trabalhar na empresa organizadora. Aceitei e permaneci na equipe por mais de três anos. Nesse tempo, dei cursos, fiz apresentações e ampliei meu conhecimento, até chegar o momento em que passei a desejar dar passos maiores. Disse a mim mesma: eu posso, tenho talento, vou correr atrás. E fui. Segui minha intuição, respirei e tomei coragem para trilhar um novo caminho. Foi assim que comecei a criar e promover minhas próprias palestras.

ACEITA UM CONVITE?

Todas essas memórias afloraram quando eu estava diante da tela em branco do notebook montando o roteiro deste livro. Resgatei o passado, deixei o pensamento fluir, organizei ideias e me conectei com as histórias reais de todas as mulheres que compartilharam suas experiências comigo. Cada uma delas contribuiu para o desenvolvimento de uma metodologia que tomou forma e que agora divido com você.

Nas páginas a seguir, mostrarei como um processo de (re)construção da vida é possível para qualquer mulher que deseje fazer essa travessia. Independentemente da idade, do passado ou das condições que nos cercam, há caminhos possíveis para sairmos em busca de algo novo. Nenhum deles, porém, será trilhado sem esforço ou sacrifício: muitas vezes teremos que cortar na carne, abandonar hábitos e crenças, sair do conforto de uma situação aparentemente segura – ainda que infeliz. Parece difícil, mas posso garantir que não haverá recompensa maior do que olhar para o espelho e reconhecer a força da mulher que habita dentro de você.

Essa jornada começa com um convite: você topa refletir sobre suas atitudes, pensamentos e emoções? Quer agradar menos às outras pessoas e descobrir o que a faz feliz de verdade? Aceita procurar, dentro de si, motivação e disciplina para colocar em prática os objetivos adiados há muito tempo? Caso a resposta seja sim, chegou a hora de tirar esses sonhos do papel, da mente e, sobretudo, do coração.

INTRODUÇÃO

Certa vez, li uma frase que fez muito sentido para mim: "Salte e a rede vai aparecer".[2] Desde então, carrego esse ensinamento como um sinal de confiança. Se eu me movimento, oportunidades surgem ao meu redor. Se me permito ir além, consigo enxergar melhor. Se transformo portas fechadas em janelas abertas, minha consciência se expande e me sinto merecedora de coisas boas. É como se cada passo para acordar algo que está adormecido dentro da gente despertasse também o mundo que nos cerca. E assim vemos mudar nossa intuição, a disposição para manter o foco, a conexão com nosso próprio corpo e, até mesmo, com as pessoas. Tudo se interliga e se converte em energia.

Quem já vivenciou esse processo conhece a potência do movimento. Quem ainda está em busca, mesmo sem conseguir explicar o motivo, sente que ele é verdadeiro. Tal percepção é fruto da onda crescente de mulheres se entregando a esse chamado. É fato que estamos engatinhando na libertação feminina em todos os aspectos, e o caminho será longo. Por outro lado, vemos que a consciência quanto a nossos poderes, virtudes e direitos tem crescido. E, se isso está se tornando realidade, é porque muitas de nós resolveram virar esse jogo, acreditar na capacidade de mudança e encarar o desafio de se reinventar.

(**INDEPENDENTEMENTE DA IDADE, DO PASSADO OU DAS CONDIÇÕES QUE NOS CERCAM, HÁ CAMINHOS POSSÍVEIS PARA SAIRMOS EM BUSCA DE ALGO NOVO.**)

2 CAMERON, J. **O caminho do artista**. São Paulo: Sextante, 2017.

MULHER REAL, LIVRE E PODEROSA

Se você chegou até aqui, acredito que esse também é seu desejo. Você está cansada de ser uma pessoa-que-dá-conta-de-tudo- -menos-de-si-mesma. Sonha em criar uma realidade na qual caibam infinitas possibilidades, sem que isso signifique vencer uma batalha todos os dias. Acredite: você pode. Com este livro, quero incentivá-la a assumir a responsabilidade por suas conquistas e a não permitir que obstáculos, opiniões, medos e comparações a travem e a façam desistir. Quando entender isso, você abrirá espaço para sua essência mais íntima assumir o controle e passará a experimentar uma vida mais livre, autêntica e feliz.

Antes de avançar na leitura, quero deixar claro que este não é um manual de comportamento, tampouco um passaporte mágico para um universo paralelo. São depoimentos, pesquisas, técnicas e sugestões para inspirá-la a olhar para o lado de dentro e abandonar o que chamo de "os 4 Cs do comportamento autodestrutivo" (**culpa**, **comparação**, **competição** e **cobrança**). Quero mostrar que você tem, dentro de si, todos os recursos necessários para se redescobrir como um ser humano inteiro, capaz de melhorar suas fraquezas e amplificar seus pontos de maior força.

Nas minhas entrevistas como coach, quando peço às mulheres que listem suas principais qualidades, obtenho, quase sempre, um silêncio como resposta. Em geral, elas passam alguns minutos refletindo e mal conseguem dizer uma ou duas coisas boas sobre si mesmas. Ou seja, falar das próprias virtudes não é algo que somos incentivadas a fazer.

Já quando pergunto de seus defeitos, parecem estar todos na ponta da língua. Lembram-se da história da Ana? Por mais incrível que eu a percebesse, ela não conseguia reconhecer a força que carregava. Estava tão presa a um ciclo de baixa autoestima e falta de autoconfiança – que dupla perigosa! – que nem sequer imaginava ser forte. O aprendizado só veio com uma decisão e muita desconstrução, e este é o meu convite para você a partir de agora.

QUER AGRADAR MENOS ÀS OUTRAS PESSOAS E DESCOBRIR O QUE A FAZ FELIZ DE VERDADE?

VOCÊ ESTÁ PREPARADA?

Dividi a metodologia "Esqueça a Mulher-Maravilha, você já é uma mulher maravilhosa" em seis partes. Em cada uma delas, você será convidada a refletir sobre um ponto diferente. Alguns podem ser dolorosos; outros, libertadores. O importante é que você termine melhor do que quando iniciou. Para isso, precisará estar, como diz a música[3] de Walter Franco, "de mente aberta, a espinha ereta e o coração tranquilo".

Tudo começará com a percepção do que a afasta dos seus projetos pessoais. Muitas mulheres acreditam que precisam agradar a todo mundo para serem aceitas ou reconhecidas. Outras se sentem desmotivadas porque não têm incentivo de companheiros(as) ou familiares. Há aquelas que desistiram dos sonhos profissionais por achar que a responsabilidade com os filhos era inteiramente delas. Ou há ainda as que estão sobrecarregadas pelo peso da fantasia imaginária de Mulher-Maravilha desde que lhe disseram que somente assim teriam respeito social. As razões são inúmeras. O que une essas mulheres é a sensação de que a vida está passando depressa demais e de que as chances de se sentirem realizadas estão se perdendo pelo caminho.

E o que fazer ao identificar o motivo da sua angústia? O primeiro passo será aprender a **mudar seu jeito de pensar**. Você entenderá a importância de se livrar dos rótulos que colou em si mesma ao longo da vida e passará a exercitar novos pensamentos sobre quem você realmente é – ou quer ser. Afinal, a forma como processamos informações gera emoções dentro de nós que reverberam em nossas atitudes. Em outras palavras, o que mentalizamos tem força e precisamos dela para sair do nosso canto. Frases como "é tarde demais para começar de novo", "não tenho dinheiro suficiente" ou "o que vão pensar de

---

[3] CORAÇÃO tranquilo. Intérprete: Walter Franco. *In:* Respire fundo. Rio de Janeiro: Sony Music Entertainment, 1978. Faixa 3.

INTRODUÇÃO

mim?" precisarão migrar para "eu sou importante", "eu posso", "eu mereço", "vou batalhar para ter as condições necessárias".

O segundo passo será **se colocar como sua prioridade**. Um dos principais motivos para as insatisfações das mulheres com quem converso é a falta de tempo e espaço para cuidarem de si mesmas. Elas acreditam que as necessidades de todos ao redor são mais importantes que as delas e sentem que estão sempre no fim da fila. Para sair desse lugar, um dos pilares mais intensos a ser trabalhado é o da comunicação. Você vai aprender a dizer o que sente, pensa e deseja, sem que isso se transforme em mais uma culpa ou desgaste. A meta aqui é internalizar que não adianta passar a vida inteira buscando agradar aos outros e deixando para você somente o que resta – em termos de tempo, dedicação ou cuidado.

Em seguida, será a vez de mergulhar para dentro de si com o seu olhar mais generoso, o mesmo que você dedica a todo mundo que ama. Vou lhe mostrar como aplicar em si mesma "os 4 As do crescimento pessoal": **autocompaixão**, **autoestima**, **autoconfiança** e **autocuidado**. Quando você se apropriar deles, um novo mundo se abrirá. E, nele, posso apostar, você se sentirá mais próxima da sua essência, experimentando desde a existência até a autenticidade e liberdade que fazem de nós, seres humanos, completos e plenos.

A próxima etapa será fazer o seu **plano de ação**. Como diz o ditado, mais importante do que a velocidade é saber aonde se quer chegar. Certifique-se de que seus objetivos sejam alcançáveis e mensuráveis, caso contrário, essa poderá ser uma desculpa para se boicotar antes mesmo de começar. Ao pensar no que gostaria de mudar, seja clara e específica. O que a fará se sentir melhor? Como conseguirá isso? Do que precisa? Quanto tempo levará? Terá apoio ou os recursos necessários? Aqui você colocará no papel todos os pequenos passos que a ajudarão a alcançar outro patamar. E isso vale para qualquer iniciativa, seja um novo projeto profissional, um planejamento para se alimentar melhor e fazer exercícios, ter coragem para mudar de cidade – ou de emprego, parceiro, carreira.

MULHER REAL, LIVRE E PODEROSA

Pode parecer bobagem, mas ter essas questões organizadas e registradas ajuda a ir mais longe sem perder o foco. Costumo ver, diariamente, pessoas reféns do que chamamos, na área de liderança, de "excelente iniciativa e pouca acabativa". São aquelas que colocam toda a sua energia em projetos novos e planos brilhantes para conquistar o sucesso, porém não sustentam o entusiasmo por muito tempo. As distrações do cotidiano, o medo de falhar, o cansaço pela espera ou a frustração de, porventura, ver algo dar errado fazem com que abandonem os sonhos no meio do percurso e logo partam para outras empreitadas.

A falta de constância, nesses casos, torna-se um poderoso agente sabotador. Daí a importância de falarmos também sobre a resiliência. É ela que nos ajuda a manter vivas a empolgação inicial e a chama da esperança quando as coisas saem diferente do planejado. Claro que projetamos nossos desejos para dar certo. Queremos o melhor resultado, o primeiro lugar, a meta alcançada. Entretanto, durante o percurso, algumas vezes (ou muitas) vai "dar ruim", como digo, brincando. Isso não significa o fim da linha.

Quando falhamos, ganhamos em troca a oportunidade de aprender alguma coisa, seja sobre a vida, os negócios ou as pessoas. Somos forçadas a estabelecer caminhos alternativos e, assim, ligar pontos que não havíamos ligado antes. Hoje já se sabe que indivíduos com habilidade para lidar com o fracasso têm mais chances de evoluir, pois não sentem medo nem vergonha. Apenas viram a página, acionam o plano B e seguem em frente.

Guarde esta informação com delicadeza: se durante sua jornada você sentir vontade de desistir, lembre-se de que essa não é uma trilha linear. Você poderá dar voltas repetidas em torno de alguns problemas e até sentir como se estivesse andando para trás. Tudo faz parte da composição da vida e deve ser encarado com naturalidade. Releia os capítulos se sentir necessidade, revise suas prioridades e tire um tempo para ficar sozinha. Permita-se chorar, inclusive. As lágrimas podem ser uma irrigação natural para semear seu futuro.

INTRODUÇÃO

O importante é continuar pisando com firmeza e sustentar a escalada sem perder de vista o topo.

Se ao chegar até os dois passos finais da metodologia você tiver colocado todos os anteriores em prática, poderá experimentar viver com plenitude aquilo que considero essencial para uma existência equilibrada: **o perdão, a fé e a gratidão**. Ao internalizar a consciência de quem você é e a força divina regente de todas as coisas – e que nada tem a ver com religião, deixo claro –, você se sentirá fortalecida e grata por ter tomado, lá atrás, a decisão de ter se colocado, enfim, como prioridade.

Não foi à toa que guardei, para este momento, a entrada em cena da palavra "gratidão". Antes mesmo de começar nossa jornada, quero deixar um único conselho: seja grata por tudo o que venha a acontecer. E digo ser grata não como sinônimo de aceitação passiva das dificuldades, mas como uma escolha consciente de aproveitar o aprendizado que cair em seu colo e empurrá-la para a frente. Enquanto respirar, você poderá corrigir erros, rever rotas, mudar tudo de novo e começar do zero. Aos 20, 30, 40 ou 80 anos.

Isso vale para este livro. Apesar de ter uma sequência lógica de passos, leia os capítulos conforme fizer mais sentido para você. A cada etapa, relaxe, reflita e tente absorver as informações com seu corpo, mente e espírito. Ah! Siga os exercícios propostos e vá além da leitura: risque, rabisque, escreva o que lhe vier à cabeça, compartilhe trechos com amigos. Aos poucos, você vai perceber coisas diferentes acontecendo ao seu redor, ouvirá comentários do tipo "você mudou". Não estranhe. Isso é apenas o universo preparando a rede que vai ampará-la a cada salto. Você está preparada?

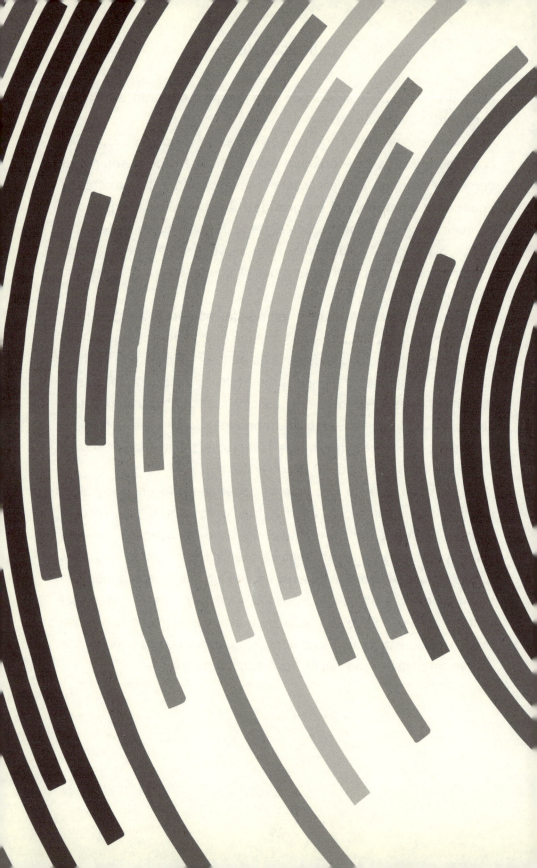

CAPÍTULO 1

GERAÇÃO CULPADA O TEMPO TODO

Quantas vezes você já se sentiu culpada hoje? Eu começo dizendo que me senti culpada porque ontem dormi mais tarde e não acordei cedo para fazer meus exercícios matinais. Também me culpei por ter passado a maior parte do dia montando um treinamento e não ter dado muita atenção aos meus filhos. Me senti culpada porque o dia terminou e não telefonei para minha mãe. Me senti culpada até por não conseguir tirar um tempo livre para mim sem... me sentir culpada.

Nessas horas, fico me perguntando quando a culpa, esse substantivo feminino tão conhecido, se tornou uma sombra das mulheres. Pode observar: o tempo inteiro estamos mergulhadas em um sentimento de que há um peso invisível que devemos carregar, sem nem mesmo sabermos a causa. Tenho certeza de que você conhece alguma mulher que se sente culpada porque estava trabalhando e perdeu a apresentação do filho na escola. Também conhece uma que abriu mão da carreira para cuidar da família e hoje se sente culpada por estar fora de um mercado cada vez mais exigente e competitivo. Há ainda a que conseguiu alcançar um grande sucesso profissional, porém se sente culpada porque o companheiro não consegue lidar com a situação e o casamento vai mal.

Esses são apenas alguns dos padrões que estamos acostumadas a ver ao nosso redor. Basta puxar essa fita para descobrir que há uma série de outros episódios que nos dão a sensação de estarmos fazendo algo errado. É culpa por estar fora de forma, culpa por ter parado de estudar (ou por estudar demais), culpa por não conseguir engravidar, culpa por não querer ter filhos, culpa por não ter energia para brincar com os filhos, culpa por querer viajar sozinha, culpa por estar cansada demais e não fazer exercícios físicos, culpa por gastar o próprio dinheiro consigo mesma, culpa por admitir que a maternidade, às vezes, é exaustiva. São tantos motivos que, facilmente, ficaríamos uma tarde inteira elencando frustrações que dominam os pensamentos de mulheres. É como se a conta nunca fechasse: estamos sempre devendo algo.

E os homens, será que a culpa bate neles da mesma forma? Sem medo de errar, digo que a resposta é não. ==Quantos homens ao seu redor você já viu se lamentar por não serem bons pais ou por terem deixado as crianças na avó no fim de semana? Quantos se martirizam por estar fora de forma ou por terem trabalhado demais e ficado pouco tempo com a família?== A escritora feminista Erica Jong traduziu esse pensamento de maneira assertiva. Ela eternizou a famosa frase: "Mostre-me uma mulher que não se sinta culpada e eu mostrarei a você um homem".[4] Não quero dizer com isso que eles também não se sentem culpados, mas não com a mesma intensidade e frequência que afeta as mulheres.

Um estudo realizado pela revista britânica *Stylist*[5] comprovou essa tese. Segundo a pesquisa, 96% das mulheres sentem culpa pelo menos uma vez por dia, enquanto quase a metade tem a mesma sensação quatro vezes por dia. A maioria das entrevistadas afirmou que as principais razões para o sentimento estão ligadas aos relacionamentos, ao trabalho e à forma física. As mães foram as campeãs de sofrimento: de cada quatro mulheres, três disseram se sentir mais culpadas desde o parto.

Os resultados chamaram a atenção dos pesquisadores e deram origem ao termo Generation GAT (*Guilty All the Time*) – ou Geração Culpada o Tempo Todo. Susan Carrell, autora do livro *Escaping Toxic Guilt* [Fugindo da culpa tóxica, em tradução livre][6] explica que a culpa é a emoção corrosiva despertada quando sentimos que fizemos algo que não deveríamos ter feito, ou quando não fazemos algo que deveríamos ter feito. É a consciência incômoda

---

4 VILLAMARÍN, A. J. G. **Sucesso, paz interior e felicidade**. Porto Alegre: AGE, 2003. p. 80.

5 MILLÉO, A. Quase 100% das mulheres sentem culpa uma vez ao dia, mostra pesquisa. **Gazeta do Povo**, 13 ago. 2018. Disponível em: https://www.gazetadopovo.com.br/viverbem/comportamento/mulheres-sentem-culpa-uma-vez-ao-dia/. Acesso em: 30 dez. 2021.

6 CARRELL, S. **Escaping Toxic Guilt**: five proven steps to free yourself from guilt for good! Nova York: McGraw Hill, 2007.

de que não estamos à altura e de que quase todo mundo pode fazer algo melhor do que nós. "A culpa está por trás do medo de nunca sermos bons o suficiente. Quando nos sentimos culpados, culpamos a nós mesmos pelo que pensamos ser nossas inadequações. A culpa torna impossível nos sentirmos contentes e em paz conosco", diz ela.

Para a autora, as mulheres tendem a se sentir assim quando pensam que não estão conseguindo cumprir bem seus papéis, especialmente como esposas, mães e filhas. Isso porque os princípios familiares, culturais e religiosos nos ensinam que ser bom é a coisa mais importante. Quando uma mulher imagina que não está colocando o outro em primeiro lugar, ela, rapidamente, assimila que está fazendo algo ruim. "Opa, o problema sou eu." É nesse momento que a culpa se instala. E, se o comportamento se torna frequente, desencadeia um ciclo nocivo que a gente conhece de cor: sonhos ficam para trás, a autoestima escorre pelo ralo, humor e libido vão para o fundo do poço, e a mulher passa a se conformar com a ideia de que não merece ser feliz.

Isso explica um hábito feminino muito comum do qual você talvez nunca tenha se dado conta. Já percebeu a quantidade de vezes que uma mulher se desculpa antes de começar a falar alguma coisa? Por exemplo: "Desculpa, você não acha que..." ou "Desculpa, mas não concordo com você em tal questão". É quase como se fôssemos condicionadas a pedir permissão para pensar e dizer algo sob o risco de sermos julgadas pelo dedo alheio. É o bom e velho "já que vamos cometer algum erro, é melhor adiantar as desculpas e evitar qualquer mal-entendido". No fundo, a culpa acaba mascarando um desejo de perfeição. Acontece que ser perfeito, como sabemos bem, passa longe de qualquer ser humano.

Escuto o tempo inteiro histórias de mulheres que evitam emitir suas opiniões em reuniões e conversas porque têm medo de dizer algo errado ou de parecerem inadequadas; mulheres que têm consciência de estar com a razão, mas optam pelo silêncio por medo de soar divergentes e de sofrer retaliações; mulheres que veem suas ideias serem ignoradas, mas as mesmas, quando ditas pela boca de um homem, são ovacionadas.

Situações como essas vão minando a confiança de profissionais incríveis e ajudam a perpetuar a cultura do machismo que domina o mundo corporativo, ainda que já sejamos tantas ocupando cargos de liderança em grandes empresas. E, infelizmente, até entre as próprias mulheres faltam respeito mútuo e empatia, já que somos estimuladas desde cedo a competir umas com as outras em vez de nos apoiarmos – vou aprofundar esse assunto no próximo capítulo.

VOCÊ NÃO PRECISA PROVAR NADA

Como expliquei antes, a carreira, os relacionamentos e a maternidade são fatores que acionam muitos gatilhos de culpa nas mulheres; e os três aparecem emaranhados de tal forma que é difícil até separá-los. Uma justificativa para isso, talvez, seja o fato de vivermos atualmente uma realidade bem diferente da vivida pelas gerações passadas. Nossas tataravós e bisavós tinham preocupações que se limitavam, quase sempre, ao núcleo familiar: casamento e filhos estavam em primeiro lugar e poucas cogitavam algo diferente – as culpas, certamente, eram outras.

Hoje, além dessas questões, temos de lidar com os dilemas que envolvem ter ou não uma carreira profissional, e tudo o que isso implica em maior ou menor grau. Essa nova condição elevou nossos motivos de culpa à máxima potência. Se priorizamos o trabalho e adiamos a maternidade, temos medo de estar tomando a decisão errada. Se renunciamos à profissão para nos dedicar em tempo integral à família, sentimos que não somos tão boas quanto as mulheres que estão no mercado de trabalho. Se somos bem-sucedidas naquilo que fazemos, nem sequer podemos ressaltar nossas próprias qualidades sob o risco de parecermos arrogantes demais para colegas e familiares. Ou seja, a culpa está por todos os lados. No fim das contas, estamos quase sempre indo para o fim da nossa própria fila.

Quer mais uma prova disso? Pesquisadores da Universidade da Pensilvânia e da Harvard Business School, nos Estados Unidos, entrevistaram homens e mulheres estadunidenses e pediram que ambos dessem feedbacks sobre seus desempenhos no trabalho. O estudo[7] revelou que elas têm mais dificuldade do que eles de se promover: cerca de 33% das entrevistadas se avaliaram de maneira menos favorável do que os homens em relação aos próprios desempenhos. Isso significa que, enquanto as mulheres são menos confiantes e mais exigentes consigo mesmas (só se promovem quando ultrapassam o esperado de modo expressivo), os homens não têm nenhum problema em divulgar seus méritos, ainda que sejam medianos.

Esse comportamento é fruto de uma criação que se perpetua há centenas de anos e diz que as mulheres devem ser humildes, não podem dar suas opiniões com muita assertividade nem se promover, pois esses são comportamentos associados com agressividade e arrogância. No universo masculino, entretanto, tal comportamento é visto com grande valor: homens podem e devem ser decididos, corajosos, competitivos e ousados. Podem falar o que pensam, sem pedir licença, e tudo bem se alguém discordar deles, pois não vão se sentir culpados por isso.

A lógica também vale para elogios e problemas. Quando recebem feedbacks positivos, as mulheres tendem a dividir os louros com a equipe e atribuem o resultado ao esforço coletivo. Por outro lado, quando ocorre um fato indesejado, elas assumem a responsabilidade e tentam resolver sozinhas – afinal, a culpa também deve estar nelas. No caso dos homens, os elogios são recebidos para si e

---

[7] EXLEY, C.; KESSLER, J. Why don't women self-promote as much as men? **Harvard Business Review**, 19 dez. 2019. Disponível em: https://hbr.org/2019/12/why-dont-women-self-promote-as-much-as-men. Acesso em: 30 dez. 2021.

os problemas são compartilhados com os colegas. Em resumo: nós somos mais propensas a internalizar as falhas ("eu errei"), enquanto eles culpabilizam fatores externos: "o carro quebrou", "a equipe não colaborou", "estava quente (ou frio) demais".

Eles estão errados ou nós nos cobramos demais? O fato é que nos acostumamos a levar uma vida condicionada ao que os outros pensam, às imposições sociais, à necessidade de fazer isso ou aquilo de modo perfeito, ainda que isso ou aquilo não faça o menor sentido. Fomos ensinadas a ser dinâmicas e a acreditar que temos capacidade infinita para executar todas as tarefas ao mesmo tempo. Não aceitamos receber ajuda ou cuidado de outras pessoas porque ouvimos que o gesto de cuidar é naturalmente feminino. E, quando algo vai mal, nos punimos duplamente: pelo fracasso em não correspondermos a tantas expectativas e por não termos segurado a onda.

Carregar esse fardo é como lotar uma mala de coisas inúteis e levá-la nos ombros. Pouco do que está lá importa de verdade. "Ah, mas pode ser que um dia eu precise disso." Não, você não precisa. Nós, mulheres, não temos que provar absolutamente nada. Repito: absolutamente nada. ==Não precisamos fazer algo somente para agradar a alguém e desagradar a nós mesmas. Não precisamos de peso além do necessário. O que precisamos é assimilar a consciência de que temos o direito inegociável de fazer escolhas.== E isso inclui todo o combo: da maternidade à carreira, do corpo à sexualidade, da vida conjugal às relações cotidianas.

A lista de possibilidades é infinita e nela cabem todos os nossos sonhos e desejos. O que não cabe mais é acreditarmos que nosso gênero nos define, que não podemos ter nossas próprias prioridades ou nos colocar em primeiro lugar. Vejo amigas e colegas se desdobrarem em mil para resolver compromissos e obrigações que são da família inteira; abrem mão das próprias agendas e agem como se as demandas dos outros (maridos, filhos, pais) fossem sempre mais importantes. Para elas, sobra apenas o resto, o "quando der eu vou" ou "depois retomo isso".

NÓS, MULHERES, NÃO TEMOS QUE PROVAR ABSOLUTAMENTE NADA. REPITO: ABSOLUTAMENTE NADA.

MULHER REAL, LIVRE E PODEROSA

E sabe o que é pior? Apesar de toda essa dedicação, quando chega o fim do dia, nada do que foi feito muda a sensação de insatisfação. A vida entra em um estado permanente de busca pela alta performance, mas, ainda assim, sempre falta algo.

Acontece que não somos máquinas incansáveis. Nossa engrenagem, para funcionar bem e por mais tempo, precisa ser calibrada e mantida com autocompaixão, cuidado e amor-próprio. A culpa, essa velha companheira de tantas mulheres, não pode ser um passaporte carimbado para o lugar mais sombrio de si. Lá não há espaço para ser feliz porque toda a energia vital é consumida por vozes internas, com o chicote sempre à mão, prestes a atacar.

Então, acredite, não há problema em estar cansada demais para brincar com as crianças ou em jogar tudo para o alto e ir para o bar com as amigas no meio da semana. Não está escrito em canto algum que é proibido furar o compromisso familiar ou querer maratonar as séries preferidas sozinha. A vida já é cheia de compromissos para que inventemos tantos outros. Vou dizer algo e espero que isto se torne uma espécie de mantra pessoal a partir de agora: você não é insubstituível. Diga isso para si mesma olhando no espelho, anote na agenda, cole na geladeira, registre na alma. Você não é insubstituível.

Você cresceu ouvindo que deve ser a Mulher-Maravilha, onipotente e onipresente, disposta a carregar o mundo nas costas em cima de um salto alto – e sorrindo. E, de tanto escutar isso, você aceitou que é mesmo indispensável e que ninguém fará tão bem o que você faz. Isso, claro, é a maior pegadinha de todos os tempos. Porque, se você adoecer, alguém vai cuidar das suas crianças; se morrer, elas ainda continuarão existindo. Tudo permanecerá de pé na sua ausência.

A crença de que somos insubstituíveis é uma forma de controle criada para manter as mulheres cada vez mais submissas e menos livres, pois, quando estamos concentradas em manter as expectativas dos outros em dia, não nos colocamos em primeiro lugar. Por medo de que as coisas saiam da rota, deixamos para lá a ideia de lutar pelo que nos é importante. Dizem que, quando uma mulher se cura e se liberta, ela muda o mundo. Talvez tenha gente demais por aí com medo de que isso aconteça.

A CULPA NÃO É SUA

Enquanto escrevo estas páginas, o coronavírus passa como um turbilhão pelo planeta. Tudo tem mudado muito rápido, e eu me esforço para entender as movimentações que acontecem comigo e com as mulheres com quem convivo. Lembro que, em março de 2020, ninguém sabia direito ainda o tamanho do problema. Eu estava no meio de um projeto incrível no estado de Mato Grosso, onde faria mais de vinte palestras em vinte cidades diferentes em apenas um mês, e me sentia ótima.

Quando a pandemia foi oficialmente decretada, tomei um banho de água fria. Além da insegurança sobre o que viria a seguir, precisei interromper o trabalho e entrar em quarentena. Eu havia tido contato com milhares de pessoas e não poderia colocar em risco a saúde da minha família. Peguei o primeiro voo de volta para casa, mas adiei os abraços no meu marido e os beijos nos meus filhos, Nycolle e Heytor, de apenas 10 e 6 anos, respectivamente, que não compreendiam a situação. Então me isolei em um quarto de hotel.

> **NOSSA ENGRENAGEM, PARA FUNCIONAR BEM E POR MAIS TEMPO, PRECISA SER CALIBRADA E MANTIDA COM AUTOCOMPAIXÃO, CUIDADO E AMOR-PRÓPRIO.**

MULHER REAL, LIVRE E PODEROSA

Naqueles dias de confinamento, vi o mundo esvaziar. Do nada, ruas desertas, pessoas assustadas. Olhar para tudo aquilo me impactou de modo avassalador. Um dia, senti a presença do tempo gritar dentro de mim e dizer que somente o presente importa. Se quero algo, é no agora que posso realizar. O passado não nos define, nem limita. E o futuro? Bem, o futuro está sendo construído a cada segundo. O que vamos viver no amanhã dependerá das decisões tomadas hoje. Sei que é um clichê, e você provavelmente está cansada de saber disso, mas gosto de repetir para que fique claro: tempo é como água de torneira; não volta.

Vivi aquele momento como se tivesse recebido um estalo do universo. Precisava escrever e deixar uma contribuição que pudesse tocar as mulheres em suas feridas mais profundas e ajudá-las em seus processos de cicatrização e cura. E quantas experiências tenho visto acontecer desde então! Enquanto estou aqui, buscando conexões e erguendo pontes para mostrar que podemos escolher um tipo de existência mais leve, um tsunâmi tem revirado mentes, famílias e relações. Em menor ou maior grau, ninguém sairá disso do jeito que entrou. Principalmente nós, mulheres.

A história que ouvi de uma delas me marcou profundamente. Vilma chegou até mim em meio a um doloroso processo de luto: havia perdido o marido e tentava se redescobrir enquanto mulher e profissional. Sua voz, como a de tantas outras, era banhada de culpa desde a juventude. Filha de família religiosa e conservadora, aprendeu cedo a conter a própria essência. Sua preocupação deveria ser "andar na linha"; era proibida de dançar, sair com amigos e se divertir como uma garota de sua idade. Em casa, a relação com os pais era de submissão, controle e violência. E, mesmo sentindo que as coisas não deveriam ser daquele jeito, Vilma se calava. Afinal, se apanhava, era porque tinha feito algo errado.

A vida de Vilma disparou ladeira abaixo quando ela resolveu aceitar o convite de uma amiga para uma festa. Vilma tinha um pouco menos de 20 anos e não estava habituada a lugares agitados. Era a primeira oportunidade de se sentir realmente livre. No entanto, a inexperiência com bebida alcoólica lhe fez ir além da lucidez. E a noite resultou em uma gravidez não desejada, depois de sua primeira relação sexual com um rapaz que ainda estava conhecendo.

Vilma me contou que, ao descobrir que estava grávida, se afundou em um rio de culpa. Ela sentia vergonha da família, do pai da criança, dos amigos. Os parentes acabaram forçando um casamento às pressas "para abafar o caso", ainda que nenhum dos dois desejasse o compromisso. O relacionamento, claro, tinha tudo para dar errado. E deu: o que faltava em amor ao casal sobrava em um desinteresse que só aumentou com a convivência. Vilma não se sentia respeitada pelo marido e evitava dar opinião sobre qualquer coisa. Morria de medo de que ele pedisse o divórcio e de que ela fosse, novamente, motivo de vergonha para a família.

Anos se passaram, vieram outros filhos e a distância entre marido e mulher cresceu. Não se tocavam nem conversavam mais. Sexo virou algo inexistente. Vilma achava que a culpa estava nela: deveria ser feia ou chata demais. Apesar da infelicidade, relutava em pensar em divórcio, pois de onde ela vinha matrimônios deviam durar até que a morte os separasse. Até que veio pandemia. Em 2020, o marido de Vilma contraiu a covid-19 e acabou falecendo. Após quase quinze anos de um relacionamento infeliz, ela se viu sozinha com três crianças e, para piorar, cercada de dívidas – ele controlava o dinheiro da família e ela não tinha acesso às contas da casa.

Em meio ao luto, Vilma encarou a nova realidade como uma chance de se reerguer. Diz o ditado que "Deus tira, Deus dá". Então, se a morte havia interrompido seu casamento, a vida daria um jeito de se reinventar. Tudo o que ela queria era ser quem era de verdade. Depois de tantos anos se sentindo humilhada, começou a dar pequenos passos em direção ao resgate de sua autoestima. Passou a se olhar de um jeito mais generoso, voltou a trabalhar sem medo de errar ou se sentir julgada.

SE QUERO ALGO, É NO AGORA QUE POSSO REALIZAR. O PASSADO NÃO NOS DEFINE, NEM LIMITA. E O FUTURO? BEM, O FUTURO ESTÁ SENDO CONSTRUÍDO A CADA SEGUNDO.

A família, claro, percebeu aquelas mudanças e colocou Vilma contra a parede: parecia feliz demais para uma viúva. A culpa, sempre ela, sentava-se em seu colo novamente. A diferença dessa vez era que Vilma já tinha aprendido o que não queria mais e conseguiu se blindar da manipulação. Aos poucos, ela tem deixado de querer agradar a todo mundo.

Quando começamos a nos encontrar para sessões de coaching, vi seu olho brilhar. Esse é o indicador mais poderoso de alguém que encontrou o próprio caminho. Não tenho dúvida de que ela se tornará, em breve, uma grande empreendedora e criará seus filhos da melhor forma. Anos de sofrimento, pouquíssimo amor-próprio e demasiada submissão ficaram no passado.

UM TERMÔMETRO PARA O EQUILÍBRIO

Conseguir se livrar das dores da culpa é um processo lento, às vezes doloroso, mas muito libertador. Imagine que você carrega diariamente uma bolsa cheia de coisas: carteira, celular, tablet, agenda, nécessaire lotada de maquiagem, bolsinha de remédios, escova de cabelo, um brinquedo das crianças que ficou por ali, livros, estojo, óculos de sol. A bolsa é pesada, e seus ombros doem no fim do dia. Você sabe que precisa diminuir a quantidade de objetos, porém adia essa tarefa, pois sente que precisa ter tudo sempre à mão – ainda que não utilize quase nada daquilo a maior parte do tempo.

É assim que a culpa funciona dentro de muitas mulheres: um peso desnecessário, uma eterna vigilância da falha, da falta e do erro. No entanto, a culpa não é um sentimento exatamente ruim. Na verdade, é um sinal de alerta quanto às nossas atitudes e pode funcionar como um importante termômetro para avaliarmos nosso comportamento. Na dose correta, a culpa joga luz sobre os limites do que podemos ou não fazer e daquilo que consideramos justo. Arrisco dizer que, quando uma pessoa não é capaz de ter esse tipo filtro, talvez tenha algum desvio de caráter.

Antigamente, quando percebia que estava trabalhando demais e passando pouco tempo com meu marido e meus filhos, eu me sentia culpada. Acreditava que estava fazendo algo errado e acabava perdendo o foco. À medida que exercitei a mente para entender quão injusta estava sendo comigo, mudei o pensamento. Hoje, quando isso acontece, paro por uns instantes e organizo o dia para ficar algumas horas com eles. Sem dramas ou dores – inclusive, é o que farei assim que terminar este capítulo. Assim, transformo a culpa em uma atitude proativa e busco curtir esses momentos da maneira mais divertida possível. Porque, afinal, não é a quantidade que importa, mas a qualidade do tempo que passamos juntos construindo memórias sem que ninguém se sinta mal.

Sei que essas movimentações internas levam um tempo para serem processadas. Cada pessoa precisa descobrir seu ritmo, reconhecer os próprios limites e tentar ser mais generosa consigo mesma; fazer da culpa um instrumento de autoconhecimento e sabedoria. Um jeito de aplicar isso na prática é substituir a palavra "culpa" por "compreensão".

Além disso, quando estiver diante de uma situação complexa que lhe causa culpa e angústia, tente dividir o problema. Parta-o em pequenos fragmentos e lide com um de cada vez. Haverá partes dele que não serão sua responsabilidade; outras estarão relacionadas a fatores externos, sob os quais você não tem controle. Descubra o que pode contribuir para melhorar a situação. Tenha em mente que, por mais bem-intencionada que esteja, talvez você não consiga reverter a situação. O que tiver de acontecer vai acontecer. E isso também não é culpa sua.

Muitas mulheres já me disseram: "Nubiana, fiz tudo o que podia. Fui uma mãe presente, acompanhei meu filho na escola, dei boa educação, proporcionei tantas oportunidades e, ainda assim, ele se afundou" – seja em doenças, como depressão ou ansiedade, falta de perspectiva, maus comportamentos, uso de drogas, companhias erradas. Qual é sua culpa nisso? Nenhuma.

GERAÇÃO CULPADA O TEMPO TODO

Cobrar-se demais e tentar corresponder a todas as expectativas alheias é um caminho sem volta para a frustração. Falhar faz parte da singularidade humana. É preciso valorizar as experiências negativas como um combustível para nos guiar em direção ao novo. Errou? Assuma o que lhe cabe e vire a página. A natureza nos dá essa lição diariamente: a cada segundo, o corpo humano trabalha para evitar a dor e buscar o prazer. Ele não se esforça para o contrário. Se sua mente está boicotando você nesse processo, é hora de parar, ajustar as velas e mudar o rumo da jornada – já que não podemos desviar a direção do vento.

Quando conseguir enxergar a vida com menos punição e mais aprendizado, você fará da culpa uma aliada para se tornar alguém melhor, saberá distinguir o que merece ser disputado e questionado e evitará guerras desnecessárias (a maioria delas dentro de si mesma). Suas escolhas serão fruto das suas prioridades e, por causa disso, não importa aonde chegue, você saberá que está onde deveria estar.

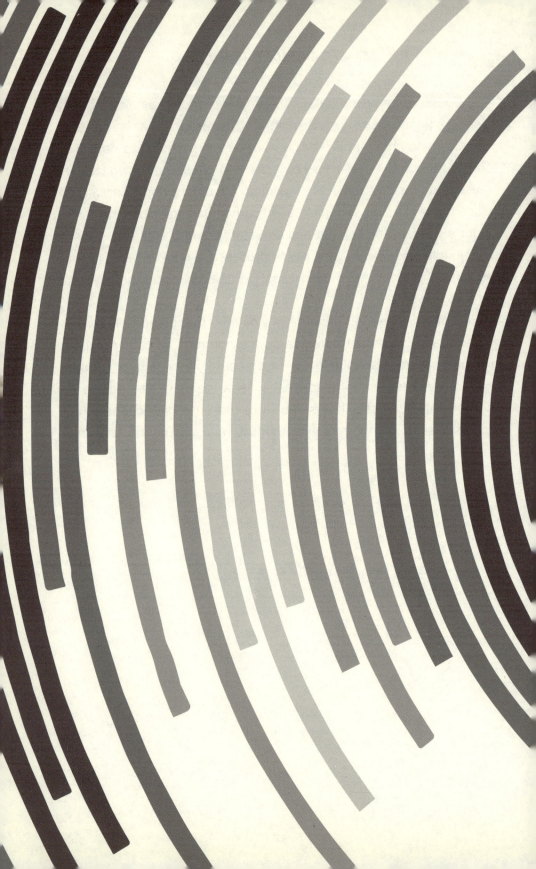

CAPÍTULO 2

ESTAMOS EXAUSTAS

Outro dia, eu estava navegando despretensiosamente pelas redes sociais, rolando uma foto após a outra, quando percebi que todas as pessoas que eu conhecia estavam felizes. Viajavam, comiam coisas bacanas e se exercitavam, tinham filhos lindos e casamentos ideais, decolavam em suas profissões. Todos viviam uma vida perfeita, enquanto eu estava cansada, precisando trabalhar até mais tarde, engolir o resto do almoço, ajudar a arrumar a bagunça das crianças na sala e adiar o fim do filme a que estava assistindo com meu marido. Sem perceber, misturei em um bolo só: chateação, raiva e, admito, um pouco de inveja. Se o sol nasce para todos, naquele dia, certamente fazia sombra no meu quintal.

Antes que eu perdesse ainda mais tempo e humor, fechei o aplicativo e fui cuidar da vida. Depois caiu a ficha. O que aconteceu comigo naqueles breves minutos de insatisfação foi um episódio clássico do que chamo de "A ameaça dos 4 Cs", um fenômeno que ocorre quando a **Culpa aciona a Cobrança, a Comparação e a Competição**, suas companheiras inseparáveis, para um embate dentro da gente. E se uma só é capaz de nos colocar para escanteio, juntas conseguem criar uma legião de mulheres exaustas, insatisfeitas e infelizes.

A primeira a desferir seu golpe é a cobrança. Ela é a responsável por criar um ciclo de pensamento vicioso que transforma a mulher em refém do desejo inconsciente e constante de ser perfeita. Na prática, isso inclui assumir muitas responsabilidades (e dar conta de todas), cuidar da família, ser bem-sucedida profissionalmente e nunca cometer erros. O objetivo é ser aceita no Clube-das-Heroínas- -Poderosas-e-Infalíveis e não desagradar a ninguém. O problema está no alto custo dessa missão impossível – e pagar essa conta significa, quase sempre, abdicar da própria identidade, mergulhando de cabeça em sentimentos de inadequação, inferioridade e despertencimento.

Cada vez mais, as mulheres estão ficando esgotadas por precisarem provar o tempo inteiro que são boas nos papéis que ocupam. São mulheres competentes e talentosas que se punem tanto a cada sinal de falha que estão desaprendendo, inclusive, a comemorar suas conquistas. Se participam de um projeto, por exemplo, e atingem um resultado positivo de 70% do planejado, ficam frustradas. Em vez de celebrarem o que deu certo e se concentrarem em melhorar os próximos passos, focam a energia nos 30% restantes e se contaminam pela ideia de fracasso.

No campo profissional, isso se traduz em levar trabalho para casa, começar coisas e não terminar e amargar uma visão pessimista de si mesma. A autoconfiança, algo tão importante para quem quer desenvolver uma carreira de sucesso, acaba sendo abalada. Então, nada do que se faça, por melhor que seja o desempenho, será bom o suficiente. Talvez você já tenha vivido uma fase assim.

Para ser aceita e reconhecida, você cai na cilada de nunca dizer não a ninguém. Também não pede ajuda, tampouco rejeita novas atividades (mesmo sabendo ser difícil cumpri-las com qualidade). E, quando as coisas desandam, você acredita que precisa justificar cada passo em falso e jogar sobre as próprias costas a responsabilidade de não ter correspondido às expectativas dos outros. Sua habilidade de se comunicar diminui. Você se torna insegura para responder questões simples porque passa a pensar demais. Mas o mundo corporativo não espera, e, enquanto você pondera milhares de respostas, o bonde passa e você não embarca nele.

Viver nesse ritmo acelerado é estar sempre no olho do furacão: um dia de vinte e quatro horas não é o bastante e o relógio não pausa o tempo. Ninguém deveria se orgulhar de fazer três vezes mais do que é possível somente para mostrar força ou competência; isso não é ser comprometido nem workaholic (para usar uma palavra queridinha dos executivos), mas ser escravo de uma ideia equivocada de que estar ocupado é sinônimo de produtividade.

Pessoas produtivas não têm a magia de esticar as horas; elas apenas aprendem a priorizar as coisas e criam uma escala de realização do que é mais importante para o que é menos importante. E se, no fim de tudo, as caixinhas de pendências não estiverem todas marcadas, não tem problema; basta se organizar, planejar e começar no dia seguinte. Não estou dizendo que não devemos estar atentas aos prazos ou dar o nosso melhor. O que precisamos é estabelecer metas reais – profissionais ou pessoais – e executá-las sem colocar em risco nossa saúde mental.

O curso on-line que você comprou, mas ainda não fez, pode esperar. A reforma da casa pode ser realizada quando a agenda do trabalho estiver mais folgada. A ida ao cartório para resolver burocracias pode ficar para a semana que vem. E, antes que você pense que agir assim é uma forma de procrastinação, esqueça essa ideia. O foco está em, acima de qualquer coisa, aprender a diferenciar pendências de urgências.

Vejo muitas mulheres lidando com a vida de modo sempre urgente. Nada pode esperar e tudo tem pressa. E, quando as pessoas ao redor não acompanham o mesmo compasso, elas assimilam que precisam resolver todas as demandas sozinhas. Lembro-me de um meme que volta e meia circula na internet, mostrando como se comportam os gêneros quando estão doentes. No primeiro quadrinho, um rapaz gripado aparece deitado em uma cama, fragilizado, enfraquecido e entregue aos cuidados da esposa. No segundo, uma mulher igualmente doente (o termômetro na boca sugere isso), vestida de terno e salto alto, aspira o pó da casa com uma mão, enquanto carrega um bebê no outro braço. O que parece uma piada inocente e divertida sobre as diferenças entre os universos masculino e feminino é a evidência de quanto as mulheres se acostumaram a viver sobrecarregadas e com pouca ajuda dos(as) seus(suas) parceiros(as). Romantizaram tanto a rotina exaustiva que até quando está doente ou descansando, uma mulher se sente culpada.

ENGOLE O CHORO, MENINA

Certa vez, em uma das minhas palestras, abri o microfone para ouvir as histórias de algumas mulheres da plateia. Falávamos da epidemia de invisibilidade que as mulheres sofrem em suas dores e necessidades, quando uma delas pediu para compartilhar. Contou que era empresária e casada e que participava de muitas reuniões pelo Brasil, viajando sem parar. Em determinada ocasião, recebeu um telefonema avisando que a avó idosa, e já doente, havia falecido. O velório seria no dia seguinte, em um município no interior, ao qual só se chegava após horas de direção por estradas escuras e desertas.

Ela havia acabado de retornar de uma viagem, depois de quase uma semana fora e, dois dias depois, precisaria estar em outra cidade para mais um compromisso importante para o futuro de sua empresa. A morte da mulher que a havia criado na infância veio como uma terrível descarga de energia que deixou seu corpo cansado e a cabeça vazia. Comunicou ao marido que precisaria se deslocar para duas regiões diferentes em pouco tempo, pois queria estar presente na despedida da avó e não podia desmarcar a reunião. Ele não fez nenhuma objeção, mas também não ofereceu apoio.

Na madrugada seguinte, tendo dormido poucas horas de um sono inquieto, ela pegou a estrada. Estava triste e se sentia solitária. Chegou à casa do pai, abraçou os familiares e enterrou a senhorinha de cabelos brancos e coração imenso. Dentro do seu luto, estava tão cansada e frustrada que não conseguiu chorar.

Ainda vestia preto quando deu partida no carro para o próximo destino – renunciar àquela reunião tão importante não estava em seus planos. Quando enfim chegou ao local de destino, estava se sentindo estranha. O olhar meio baixo deve ter denunciado que algo não ia bem. Uma mulher que já a conhecia de outros encontros se aproximou e perguntou o que estava acontecendo. Foi somente nesse instante que ela conseguiu chorar, pois sentiu que alguém se importava com sua dor e oferecia ajuda. Um abraço e um pouco de empatia mudaram o seu astral naquele dia.

Quando compartilhou a história, a moça da plateia chorou novamente. Disse que a falta de apoio do marido naquele episódio a havia magoado tão profundamente que nunca tinha dito isso a ele nem a

ESTAMOS EXAUSTAS

mais ninguém. "Minha maior frustração foi me sentir desimportante para ele. Por mais que ele não tenha tido intenção de me provocar dor, também não houve nenhum esforço para enxergar que eu precisava de suporte emocional. Queria que ele tivesse sido mais compreensivo, sem que eu precisasse pedir. Poderia ter se oferecido para dirigir ou para me fazer companhia na estrada. Em nenhum momento, ele sugeriu algo que aliviasse o peso que eu estava carregando. Acho que está tão acostumado a me ver resolvendo tudo sozinha que nem sequer percebe quando estou frágil. Talvez a culpa disso tudo seja mesmo minha", falou.

O depoimento emocionou o auditório. Não foi difícil perceber que boa parte das mulheres sentadas à minha frente já havia passado pela sensação de abandono e falta de apoio, principalmente de cônjuges e companheiros(as). Em muitas situações, tudo o que se deseja é um sinal de afeto, alguém que pegue na sua mão e diga que está com você, que apoia seus projetos e estará ao seu lado nas trincheiras de qualquer guerra.

Criadas para serem fortes e inabaláveis – quem nunca ouviu o "engole o choro, menina"? –, as mulheres acabam se habituando a não pedir ajuda ou têm dificuldade para aceitá-la. E, quando se trata da maternidade, a autocobrança para dar conta de tudo se torna ainda mais forte porque nos fizeram acreditar que "imperfeita" e "mãe" são palavras que não coexistem na mesma frase. É preciso dar o sangue, a vida, a carreira, a identidade ou qualquer outra coisa em nome dos filhos – e se achar muito abençoada por isso.

==Essa ideia de que ser mãe é padecer no paraíso é uma falácia criada para aprisionar, ainda mais, as mulheres no exaustivo universo de culpas e obrigações.== A criação dos filhos não deve ser um peso, uma prisão, nem uma responsabilidade de uma única pessoa. Há um provérbio africano que fala: "É preciso uma aldeia para se educar uma criança". Seria bom se as mulheres pudessem contar ao menos com o pai da criança.

PESSOAS PRODUTIVAS NÃO TÊM A MAGIA DE ESTICAR AS HORAS; ELAS APENAS APRENDEM A PRIORIZAR AS COISAS E CRIAM UMA ESCALA DE REALIZAÇÃO DO QUE É MAIS IMPORTANTE PARA O QUE É MENOS IMPORTANTE.

ESTAMOS EXAUSTAS

Uma pesquisa[8] realizada com 25 mil ex-alunos e ex-alunas da Harvard Business School mostrou que os maridos e companheiros (e não os filhos!) são os principais obstáculos para o crescimento das mulheres em suas profissões. Os entrevistados – entre 26 e 47 anos – revelaram que, enquanto 60% dos homens estavam extremamente satisfeitos com suas experiências e oportunidades de ascensão, somente 40% das mulheres se enxergavam na mesma condição. De acordo com os pesquisadores, um dos motivos da diferença é que, tanto para eles quanto para elas, as carreiras dos maridos eram consideradas mais importantes e, por isso, tinham um status de privilégio na relação. Além disso, cerca de 75% dos homens que haviam concluído seus cursos de formação esperavam que, no futuro, suas esposas assumissem a maior demanda de cuidados com os filhos e o lar. Mais de 70% deles defendiam que a carreira teria prioridade sobre a da companheira.

VIDAS DE INSTAGRAM

Esse jogo de Comparação (o segundo C) entre homens e mulheres – e, também, entre mulheres e outras mulheres – é mais um dos desdobramentos que a culpa acarreta e traz consequências devastadoras não apenas para os indivíduos, mas também para a sociedade de maneira mais ampla. Afinal, comparar é (quase sempre) sinônimo de sofrer.

Lembra-se do que falei sobre meu sentimento ruim nas redes sociais? Quando imaginei que todos ali pareciam estar melhores do que eu, deixei o bicho da comparação me picar. No fundo, eu sabia que não tinha nada de errado comigo. Meu problema foi esquecer que naquelas fotos, cheias de sorrisos e filtros, havia pessoas tentando mostrar apenas o lado positivo, já que as sombras

---

[8] HARVARD BUSINESS SCHOOL. **Life and leadership after HBS**. Boston, abr. 2013. Disponível em: https://www.hbs.edu/women50/images/women_survey_preview_130402.pdf. Acesso em: 30 dez. 2021.

internas não costumam frequentar o palco do Instagram. Quando olhamos de relance, sem pensamento crítico, parece mesmo que a grama do vizinho é mais verde, mas basta dar um zoom para perceber que as ervas daninhas estão por todo lugar. E não há problema nenhum nisso.

A comparação é um combustível para criar mulheres inseguras, sem confiança nem autoestima. Afinal, se o LinkedIn da sua colega de trabalho é mais brilhante, a casa é mais organizada e os filhos são mais obedientes, certamente é porque ela merece mais do que você, certo? E, se isso é verdade, obviamente deve-se ao fato de você estar fazendo algo errado ou não estar se esforçando o suficiente.

Antes de sair correndo para publicar um post sobre sua carreira ou encher o *feed* de fotos de filhos em posição de ioga, pare um pouco e reflita: o que você sabe de verdade da vida instagramável da sua colega? Certamente não conhece as angústias e os medos que ela leva para baixo do travesseiro. Talvez ela também se sinta culpada por trabalhar demais e viva sempre exausta, ou se puna por não ter tempo livre para cuidar da própria saúde. A realidade é que ninguém conhece a história completa de ninguém. Só vemos a pontinha do iceberg, enquanto o que está submerso pode revelar questões que a gente nem sequer desconfia.

Nosso maior erro é acreditar que podemos comparar os melhores momentos de alguém com nossas piores fases. Pense

(**A REALIDADE É QUE NINGUÉM CONHECE A HISTÓRIA COMPLETA DE NINGUÉM.**)

naquela amiga que arrumou um namorado novo e compartilhou com você como o sexo tem sido incrível. Ao escutar isso, você lembrou que há duas semanas mal consegue dormir no mesmo horário em que seu marido e, quando se encontram, estão cansados demais e só pensam em dormir.

A tendência, nesse caso, é pensar que seu casamento é chato ou que sua amiga tem mais sorte por viver grandes experiências. Essa é uma comparação bastante injusta. Afinal, no início da sua relação, as coisas também eram quentes e intensas. Os filhos, as obrigações e o cansaço bagunçaram a rotina, mas você sabe que a relação continua prazerosa, ainda que o sexo já não ocorra mais com a mesma frequência – e isso também pode ser ajustado.

==A comparação machuca porque coloca o foco na pessoa errada.== Não é no outro que está a chave para seu crescimento e satisfação pessoal. Não é o que o outro é, tem, pode ou sabe que define quem você é ou o que deseja. Ao se concentrar demais no que está fora, você perde energia para buscar o que, de fato, importa.

Se você está começando agora a correr e sonha em completar uma maratona, por exemplo, não se compare com quem já está craque nas pistas. Você não conhece o esforço que a pessoa precisou fazer para chegar ali, pois as medalhas no peito escondem os percalços do caminho, as dores no joelho, as infinitas sessões de fisioterapia. Apenas mantenha-se firme no seu propósito e celebre os primeiros 5, 10, 21 quilômetros. No dia em que cruzar a linha de chegada depois dos suados 42 quilômetros, você terá traçado a própria história tendo como referencial apenas você mesma – e essa, sim, é uma comparação que não a fará sofrer.

UM POUCO DE EMPATIA CAI BEM

Quem também anda de braços dados com a Comparação é o C da Competição. Acorrentadas ao pensamento de que precisam fazer tudo de modo irretocável o tempo inteiro, as mulheres são estimuladas socialmente, desde cedo, a disputar umas com as outras o pódio da perfeição. E isso vale para avaliar quem tem o corpo mais bonito, o cabelo mais brilhante, a roupa mais elegante, a carreira mais promissora, o salário mais alto, o marido mais amoroso, a família mais margarina, a casa mais impecável e por aí vai.

Aprendemos a nos excluir, a nos julgar e a olhar com desconfiança qualquer nova mulher que apareça em nossa tribo – principalmente se ela for bonita, jovem e inteligente. Para comprovar essa tese, basta olhar para as piadas do tipo "Amizades entre homens x Amizades entre mulheres". Enquanto a eles cabe o papel de amigos fiéis, sempre dispostos a se acobertarem seja em que situação for, para nós restam os estereótipos de fofoqueiras, invejosas e juízas da vida alheia. Novelas, filmes e seriados, há décadas, exploram personagens femininas disputando entre si a atenção de homens e títulos de beleza, brigando para saber quem é a melhor mãe ou dona de casa, falando mal umas das outras nos grupos privados (e, às vezes, nem tão privados assim).

"Mulher é tudo bicho traiçoeiro." "Se chegou aonde chegou na empresa é porque, certamente, transou com algum superior." "Com marido rico, até eu consigo ter sucesso nos negócios." Em ambientes corporativos, já escutei muito essas frases vindas, sobretudo, da boca de outras mulheres. O esforço pessoal de cada uma, o talento, o caráter e as histórias que carregam são apagados e menosprezados em nome de uma rivalidade gratuita cujo único objetivo é evidenciar o menosprezo.

Você já se questionou por que fomos condicionadas a nos colocar em lados opostos como se fôssemos inimigas? A única explicação para isso, acredito, é o medo que a sociedade patriarcal e machista tem de ver as mulheres se unirem para ocupar os espaços que lhes foram tirados. Fazem-nos acreditar que estamos sob a ameaça constante de outras fêmeas, prontas para dar o bote em nossas conquistas e, assim, vão nos mantendo desorganizadas e em eterno estado de vigilância.

ESTAMOS EXAUSTAS

Nos últimos anos, uma palavra despontou com força na mídia como uma tentativa de reverter esse quadro: sororidade. A expressão vem do latim *sóror*, que significa "irmã", e sugere a ideia de que mulheres devem cooperar e apoiar umas às outras com menos julgamentos e mais empatia. Seria uma espécie de versão feminina da fraternidade, praticada pelos homens, cuja origem está no prefixo *frater*, que quer dizer "irmão".

==Na prática, sororidade é o compromisso assumido por mulheres de se colocar no lugar umas das outras e compartilhar experiências e soluções para deixar a vida mais leve.== Após gerações de distanciamento, causado por uma competição sem sentido, ainda não é fácil baixar a guarda e transformar "oponentes" em parceiras. Esse processo pode levar décadas ou séculos para se tornar realidade, mas uma coisa é certa: quando acontecer, vai implodir as estruturas que mantêm a cultura machista de pé, essa, sim, a maior responsável por reproduzir tanta culpa e exaustão.

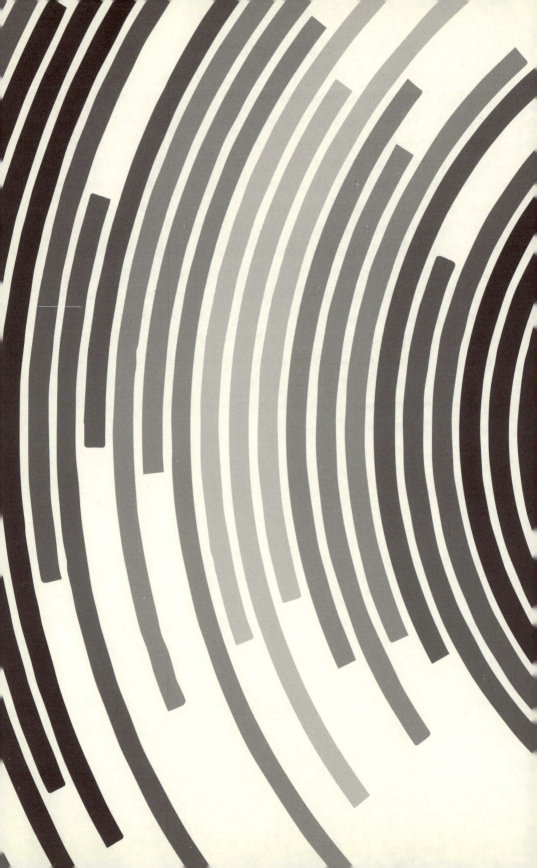

CAPÍTULO 3

NÃO ENSINARAM A VOCÊ

Atrás de cada mulher culpada, sobrecarregada e exausta, há um responsável com nome e sobrenome: chama-se sociedade machista. Não foi à toa que chegamos até hoje, em pleno século XXI, ainda precisando discutir nossos valores e lutar por espaço. Nossa geração é fruto de séculos de articulações sociais que dizem o que uma mulher pode ou não ser. E essa "permissão" tem se perpetuado desde então, ainda que, graças ao empenho de milhares de feministas em todo o mundo, já tenhamos avançado muito nessa questão.

Mas, afinal, o que é machismo e como ele interfere na nossa vida privada e coletiva? O machismo é o pensamento preconceituoso que se opõe à igualdade de direitos entre os gêneros, atribuindo aos homens o status de superioridade e opressão sobre as mulheres. Na prática, uma pessoa machista acredita que as mulheres são inferiores aos homens em termos físicos, intelectuais, morais e sociais e, por isso, cabe a eles o direito de impor opiniões, regras e atitudes em benefício próprio.

Esse tipo de crença tem sido responsável por criar estereótipos dos papéis que as mulheres podem exercer na sociedade, resultando em situações que qualquer uma de nós, em qualquer lugar do planeta, conhece de cor: objetificação do corpo feminino, desigualdade na distribuição de tarefas domésticas, diferenças salariais, cultura do estupro, violência sexual e tantas outras.

O feminismo não é o oposto do machismo, como tanta gente acredita. Vejo muitas pessoas torcendo o nariz ao ouvir a palavra "feminista" por entender que se trata da ideia, equivocada, de que as mulheres odeiam os homens e querem ocupar o lugar deles. Isso tudo é uma grande besteira. O feminismo nada mais é que um movimento que defende a igualdade social, política e econômica entre os gêneros. Então, se você acredita que devemos todos viver de maneira mais equilibrada e justa, tendo acesso aos mesmos direitos e deveres, você é uma pessoa feminista e não deve ter medo nem vergonha disso.

Há grupos poderosos e empenhados em distorcer a imagem do feminismo com o único propósito de nos manter desorganizadas. Como expliquei anteriormente – mas nunca é demais reforçar –, eles sabem que, enquanto estivermos divididas, não seremos fortes o suficiente para promover mudanças importantes, e mais fácil será manter a roda da sociedade patriarcal girando.

Costumo dizer que o ser humano nasce com recursos incríveis, porém sem um manual de instrução de como utilizá-los. Durante nosso desenvolvimento enquanto indivíduos, adquirimos conhecimentos e construímos nossos princípios a partir da criação que recebemos dos nossos pais e familiares. É assim que as tradições atravessam gerações e se consolidam com o tempo.

A sociedade patriarcal, por exemplo, tem origem na Grécia antiga. Historiadores contam que, já naquela época, havia uma supremacia masculina que desvalorizava a identidade da mulher, atribuindo-lhe como única função a procriação. Tal crença estendeu-se pela Idade Média e avançou na história, consolidando o ideal de que o homem é o líder natural da família e, portanto, cabe a ele o sustento da casa e a decisão sobre o destino da mulher e dos filhos.

Essas e outras "verdades" têm sido escritas silenciosamente em nossas configurações internas, ajudando a reforçar o tipo de sociedade que enfrentamos hoje. Tudo está tão enraizado em nossa mente e costumes que andar em lado contrário exige não apenas desejo de mudanças, mas também coragem e mobilização.

O QUE APRENDEMOS

É ainda na infância que a separação de papéis acontece. Desde cedo, meninas e meninos aprendem como devem se comportar e o que podem ou não fazer de acordo com o gênero de cada um. Não tenho dúvida de que essas orientações – repassadas a partir do que nossas mães, avós e tataravós receberam – têm a intenção de nos oferecer o melhor.

NÃO ENSINARAM A VOCÊ

O problema é que esse "melhor" não tem sido questionado, sendo reproduzido sem considerar que cada pessoa, independentemente do sexo, é um indivíduo único e deveria ter o direito de fazer as próprias escolhas. Da manutenção desse esquema social, nascem as "certezas" que mantêm as mulheres em estado de vigilância, subordinação, cansaço e culpa.

Tive a sorte de nascer em uma família cujos pais, apesar de virem de criações tradicionais, esforçaram-se para não limitar meu universo. Desde criança, meu irmão e eu fomos igualmente ensinados a correr atrás dos nossos sonhos. Nossos pais nos falavam da importância dos estudos para que pudéssemos ser independentes e felizes. Minha mãe sempre me dizia: "Nubiana, estude para ser livre. Tenha sua carreira, sua vida. Lute para ser quem você é e para nunca depender de ninguém".

Se hoje estou aqui, construindo meu caminho e cruzando as histórias de outras mulheres, devo isso ao que ouvi e aprendi com meus pais. Porém sei que eles, por mais progressistas e conscientes que fossem, também repetiram certos padrões esperados das pessoas do nosso convívio. Lembro que, enquanto meu irmão era incentivado a viver muitas experiências antes de casar e constituir uma família, o mesmo não era dito a mim. Como mulher, eu deveria "me preservar" até encontrar um homem bom com quem casar e formar uma família feliz. Eu entendia que eles agiam daquela forma porque desejavam o melhor futuro para mim, embora já percebesse que aquele tratamento desigual, tão "normal" em nossa sociedade, não era algo que fizesse sentido.

Felizmente, foram poucas as situações na minha casa em que a diferença de gênero falou mais alto. Isso, no entanto, não é a realidade da maioria das meninas até hoje. Continuamos vendo garotas serem levadas o tempo inteiro ao diminutivo: seja boazinha, sente-se como uma mocinha, feche as perninhas, fale baixinho, coma pouquinho, comporte-se como uma princesinha.

NOSSA GERAÇÃO É FRUTO DE SÉCULOS DE ARTICULAÇÕES SOCIAIS QUE DIZEM O QUE UMA MULHER PODE OU NÃO SER.

NÃO ENSINARAM A VOCÊ

Desde cedo, somos ensinadas a agir de maneira delicada, responsável, serena. Dizem que somos o sexo frágil, não é mesmo? Menina não grita, não briga, não fala muito, não contesta, não dá piti. Menina também não pode ser autêntica porque isso é sinal de rebeldia. Essa expectativa em torno de nós permanece na idade adulta. Esperam que sejamos profissionais gentis e maleáveis, afáveis e compreensivas. Do contrário, seremos vistas como duras ou pedantes. Nossa lista de adjetivos limitantes parece não ter fim.

Uma das minhas clientes, executiva em uma grande empresa, contou que, durante uma avaliação de desempenho, foi considerada, pelo seu gestor imediato, uma pessoa questionadora. O feedback recebido: "Perguntava demais". O rótulo grudou e ela ficou com fama de arrogante, o que a atrapalhou no processo de promoção daquele ano. Apesar de abalada com o julgamento, ela sabia que não havia nada de errado em seu comportamento. Apenas desejava entender melhor as coisas e externava suas dúvidas – algo que era feito com naturalidade por todos os homens do seu setor.

E os meninos? Bem, os meninos são ensinados a ser guerreiros, fortes e corajosos e a disputar entre si para ver quem é o mais veloz ou o mais destemido. Eles podem andar como querem, falar o que pensam e discordar sempre que possível. Meninos nascem para se tornar campeões e voltar com o troféu para casa, onde, no futuro, o esperará uma esposa bem-arrumada, sorridente e com o jantar pronto à mesa.

Talvez você esteja pensando que essa cena é uma invenção, e que as coisas já não são mais assim. Acredite: por mais que tenhamos evoluído socialmente, esses estereótipos continuam existindo com toda força. Ainda ouvimos frases que dizem o que é coisa-de-menino e coisa-de-menina, que dizem como mulheres devem ser submissas e os homens, provedores. E isso porque estou falando apenas da sociedade ocidental, deixando de fora a triste realidade de alguns países orientais em que mulheres ainda são condenadas a chibatadas e pena de morte em caso de insubordinação aos homens da família.

Também não estou entrando no mérito das religiões ortodoxas que tanto reforçam essa hierarquização – essa seria uma outra longa e profunda discussão.

O que quero mostrar é que, no nosso cotidiano, naquilo que consideramos trivial, temos sido condicionadas a encarar como natural uma condição construída para ser um mecanismo de poder. Vou explicar melhor. Pense em algo com o qual estamos acostumadas a ouvir o tempo inteiro: "As meninas amadurecem mais rápido que os meninos". Essa ideia, que a princípio parece ser uma qualidade das mulheres, acabou se convertendo na falsa verdade de que elas são mais responsáveis e, por isso, naturalmente, devem cuidar da criação dos filhos e zelar pela harmonia do lar.

Uma forma simples de manter esse pensamento vivo é estimulá-lo desde cedo nas mentes infantis. Para isso, basta encher as garotas de bonecas, panelas e brinquedos que reproduzem eletrodomésticos para, silenciosamente, incutir nelas a ideia de que limpar a casa, fazer comida e educar os filhos é algo que as fará feliz. Se conquistarem essa vida, nada mais importará. Bingo.

Deixo claro que você pode ser uma dona de casa realizada e satisfeita. No entanto, o que você precisa saber é que tem direito a escolhas e não cabe a ninguém, se não a você mesma, decidir como deseja viver. Quando os homens criam – e perpetuam – a narrativa de que as mulheres nascem para ser mães e para assumir todas as tarefas domésticas, eles estão se isentando dessas funções e jogando no colo de suas companheiras obrigações que independem do gênero para serem realizadas. Afinal, ninguém vem ao mundo naturalmente pronto para fazer comida nem ansioso para varrer a casa. Tudo se ensina, tudo se aprende.

DIVISÃO DESIGUAL

Uma pesquisa realizada pelo Instituto Brasileiro de Geografia e Estatística (IBGE), em 2018,[9] revelou que as mulheres gastam, em média, 21,3 horas por semana com afazeres domésticos e cuidado com outras pessoas. Esse número é quase o dobro do que os homens dedicam a esse tipo de tarefa no mesmo intervalo de tempo: apenas 10,9 horas.

De acordo com o estudo, o fato de trabalhar fora de casa tem pouco impacto na jornada doméstica feminina, pois, ainda que tenha outras ocupações profissionais, a mulher cumpre 8,2 horas a mais em obrigações do que o homem. Se considerada a diferença entre homens e mulheres desempregados, elas ainda permanecem em desvantagem: mulheres trabalham 11,8 horas a mais em casa, ainda que a disponibilidade de ambos seja exatamente igual.

Essa desigualdade na divisão das tarefas domésticas tem sido uma das principais razões de estarmos tão exaustas. Quando as mulheres conquistaram o inquestionável direito de ocupar o mercado de trabalho e investir em suas carreiras, tiveram de continuar sendo responsáveis pela manutenção do lar e pela educação dos filhos. A maternidade não deu pausa. É quase como se os homens tivessem dito: "Ok, permitimos que vocês trabalhem fora, desde que deixem a comida na mesa e a casa limpa". Esse foi o preço que as mulheres que vieram antes de nós tiveram de pagar em troca de sonhos mais altos. E foi assim que recebemos de herança a famosa dupla jornada de trabalho feminina – enquanto os homens permaneceram intocáveis em suas rotinas de chegar em casa à noite e mergulhar no jogo de futebol na TV.

---

9 MULHERES dedicam quase o dobro do tempo dos homens em tarefas domésticas. **IBGE**. Disponível em: https://censos.ibge.gov.br/agro/2017/2012-agencia-de-noticias/noticias/24267-mulheres-dedicam-quase-o-dobro-do-tempo-dos-homens-em-tarefas-domesticas.html. Acesso em: 30 dez. 2021.

MULHER REAL, LIVRE E PODEROSA

Acontece que assumir tantas atividades dentro e fora de casa é um desafio sobre-humano. Exige-se da mulher apresentar resultados heroicos, mas esquecem que seus recursos físicos, emocionais e de tempo são finitos. A conta sempre chega. É por isso que nos ambientes corporativos as mulheres ainda são minoria em cargos de liderança, recebem salários menores e enfrentam mais resistência. A justificativa é a de que elas não possuem perfil para liderança e não têm a mesma disponibilidade que os homens têm para se dedicar ao trabalho. Isso faz com que, para crescerem e mostrarem que "dão conta do recado", as mulheres tenham de entregar o dobro de eficiência e de resultados. E isso é exaustivo.

Recebo muitos depoimentos de mulheres que são excelentes profissionais em suas áreas, mas pouco valorizadas pelos próprios companheiros, que em nada se esforçam para dividir as atribuições que fazem uma casa funcionar de modo, mais ou menos, equilibrado. Eles agem como se a carreira delas fosse mero "capricho" e menos importante que a deles, ainda que, em diversas situações, sejam elas que trazem mais dinheiro para casa. Por exemplo, eles nunca podem faltar à reunião para levar o filho na terapia, não podem sair mais cedo para buscá-lo na aula de inglês, jamais cogitariam desistir de uma viagem de negócios porque o caçula adoeceu. Adivinhe quem se desdobra para descascar esse abacaxi?

Por não quererem (ou poderem) abdicar da vida profissional, as mulheres acabam assumindo todas as funções e caindo na cilada da busca pela perfeição da qual já falamos aqui. Tem sido cada vez mais comum encontrar jovens mulheres desistindo ou adiando a maternidade por conta dessa dupla jornada. Elas desejam viver seus projetos pessoais, porém não querem carregar sozinhas o fardo que deveria ser dividido pelo casal. E o que é pior: não é somente esse trabalho braçal realizado em casa (quase sempre invisível, não remunerado ou reconhecido) que pesa na balança. Além de darem conta das tarefas domésticas e de serem responsáveis pelo bem-estar de todos – seja cuidando dos filhos e dos idosos, reunindo a família em volta da mesa ou acudindo os parentes que precisam de qualquer apoio –, há o trabalho de pensar, planejar, gerir e cobrar tudo o que precisa ser feito.

É curioso pensar que, no ambiente de trabalho, os homens se esforçam para deter o poder de ditar as regras e planejar estratégias, gostam de ser vistos como líderes que tomam as melhores decisões e articulam cada etapa do processo. Já na vida em família, esses mesmos homens se eximem do papel de "pensador" e deixam suas companheiras sozinhas na missão de fazer a casa (e a família) funcionar, como se elas fossem obrigadas a sempre saber o que, como e quando as coisas devem ser feitas.

Faça um teste. Pergunte ao seu companheiro (ou a um irmão, primo, amigo ou qualquer homem que seja casado e tenha filhos): as crianças estão precisando de roupas novas? Há uniformes limpos para a semana? A carteira de vacinação está em dia? Qual foi a última vez que eles foram ao dentista? Que cortaram as unhas? A faxineira deu conta de limpar todo o escritório? O banheiro continua com o mesmo vazamento há semanas? Qual dosagem de antitérmico se deve dar ao bebê em caso de febre? Já marcou a entrevista com a nova babá?

É bem provável que a maioria não saiba responder a essas perguntas. Com a atitude de ignorar essas questões "banais", os homens sinalizam que não cabe a eles a atividade de planejamento das funções domésticas. Sendo assim, se querem "ajuda", elas que peçam. O problema é que, em uma relação adulta, não deveria ser necessário uma das partes pedir apoio para não se sentir sobrecarregada. Se há tarefas pendentes, é mais justo que sejam distribuídas de modo a não sobrar peso extra para ninguém. Claro que a mulher pode se recusar a fazer tudo; porém, por saber que o impacto será para toda a família, ela prefere assumir o fardo e seguir adiante – mais uma vez.

Uma amiga me disse outro dia que seu casamento estava mal e se encaminhando para uma separação. Contou que o marido a chamava o tempo todo de chata, acusava-a de não ser mais a mulher leve e divertida que ele conhecera. Tiveram várias conversas e nenhuma delas havia provocado qualquer mudança positiva na situação.

Ela falou: "Tentei explicar a ele que não dá para ser legal quando você se sente exausta a maior parte do tempo. Falei o quanto estava sufocada e como me sentia culpada a ponto de nem sequer conseguir relaxar. Perdi o interesse por sexo porque me sentia invisível durante o dia e requisitada somente à noite. Ele simplesmente não entendeu. Continuou afirmando que nosso problema se resume ao fato de eu reclamar muito e, na visão dele, sem motivo. Confesso que, de tão cansada, desisti até de brigar. E talvez de viver junto dele também. Já lutei muito por esse relacionamento, mas hoje percebo que essa não é uma missão só minha".

O depoimento dela se somou a tantos outros que recebo como coach. Se, de um lado, as mulheres se sentem animadas para buscar evolução e crescimento profissional, do outro, estão renunciando à vida conjugal por não encontrarem o mesmo desejo de mudança nos seus companheiros. A maior queixa é a de que eles continuam se comportando como hóspedes, enquanto elas dão duro diariamente para manter um mínimo de ordem no cotidiano familiar.

Esse desequilíbrio na divisão de tarefas, tanto as relacionadas aos planejamentos diários quanto as operacionais, ganhou uma proporção ainda maior nesses tempos de pandemia. Quando fomos obrigadas a nos isolar em casa e mergulhar em um convívio familiar em tempo integral, a desigualdade entre as obrigações de homens e mulheres ficou ainda mais evidente.

Do dia para a noite, passamos a acumular funções profissionais e domésticas, além de assumirmos a educação escolar das crianças. Viramos professoras sem termos sido preparadas para isso. Muitas precisaram desistir do emprego para ficar com os filhos. A exaustão mental chegou ao limite e os casos de divórcio explodiram, bem como os tristes episódios de violência doméstica. A saúde mental da mulher foi parar no fim da fila.

NÃO QUEREMOS MAIS VIVER ANSIOSAS COM O FUTURO E DESCONECTADAS DO PRESENTE PORQUE O PASSADO FOI PESADO DEMAIS CONOSCO.

MEDO DE PARECER MULHER

Quero abrir aqui parênteses importantes. Uma sociedade machista e opressora é nociva para todas as pessoas, independentemente do gênero. E vou além: mulheres também podem ser machistas e ajudar a perpetuar esses padrões. Por essas serem "verdades" tão cristalizadas na cultura, mulheres também estão passíveis de reproduzir atitudes que mantêm esse *status quo* vigente.

Vemos isso acontecer quando diferenciamos as atividades domésticas que destinamos aos nossos filhos e filhas, por exemplo, quando elogiamos meninos por sua força e ressaltamos nas meninas apenas a beleza estética, ou quando damos às meninas aspiradores de pó de brinquedo e, a eles, um jogo de peças de construção. Parecem pequenos detalhes sem importância, mas que ajudam a fortalecer o pensamento de que o machismo é algo natural.

Isso também atinge os homens de certo modo. Apesar da herança sombria do patriarcado nem de longe afetá-los com a intensidade com que subjuga as mulheres – não é comum vermos homens vítimas de assédio ou sendo preteridos nas entrevistas de emprego por terem filhos –, eles não escapam dos males dessa estrutura de poder. Há um conceito conhecido como "masculinidade tóxica" que vem sendo cada vez mais debatido na imprensa e nas redes sociais.

O termo aponta para o senso comum de que os homens devem se comportar de modo sempre viril, demonstrando força, agressividade e apetite sexual. A eles é desautorizado apresentar qualquer característica tida como feminina, por exemplo sensibilidade e vaidade, sob a pena de serem acusados de "menos másculos". Eles também são proibidos de admitir vulnerabilidades, pedir ajuda ou externar sentimentos, afinal isso é coisa de "mulherzinha" – expressão pejorativa utilizada para se referir a homens gays, estes também considerados inferiores aos heterossexuais e impedidos de viver livremente a própria sexualidade.

NÃO ENSINARAM A VOCÊ

Outra consequência do medo de "parecer feminino" é a crença adquirida pelos homens de que cuidar da saúde é uma preocupação das mulheres. O resultado disso é que eles, em geral, só procuram assistência médica depois da insistência das mães ou companheiras. Essa resistência vem do mito, ainda muito presente na nossa sociedade, de que ir ao médico é quase uma confissão de fragilidade – algo que os "machos-alfa" têm grande dificuldade de assimilar.

São inúmeras as heranças malignas de uma cultura machista. O machismo mata, segrega, oprime e cria barreiras invisíveis onde deveria haver cooperação e troca. É por isso que a igualdade de gênero deve ser defendida por homens e mulheres. Não se trata de uma guerra entre os sexos sobre quem pode mais, mas de criar mecanismos para uma sociedade na qual todas as pessoas se sintam capazes de viver suas experiências e coexistir em harmonia.

Estamos exaustas de uma vida de jornada dupla, de suportar cargas demais, de chegar ao fim do dia e não descansar porque o dia seguinte promete mais culpas, cobranças e obrigações. Não queremos mais viver ansiosas com o futuro e desconectadas do presente porque o passado foi pesado demais conosco. Sei que corro o risco de parecer uma sonhadora, mas insisto em acreditar que podemos virar esse jogo.

Aos poucos, estamos construindo potentes transformações coletivas e mostrando que o lema da nossa bandeira é a liberdade de escolha. Lembra-se do conceito de sororidade? Se não nos ensinaram a lutar, podemos aprender umas com as outras a reagir. E esse caminho precisa começar, sobretudo, do lado de dentro. Vamos juntas?

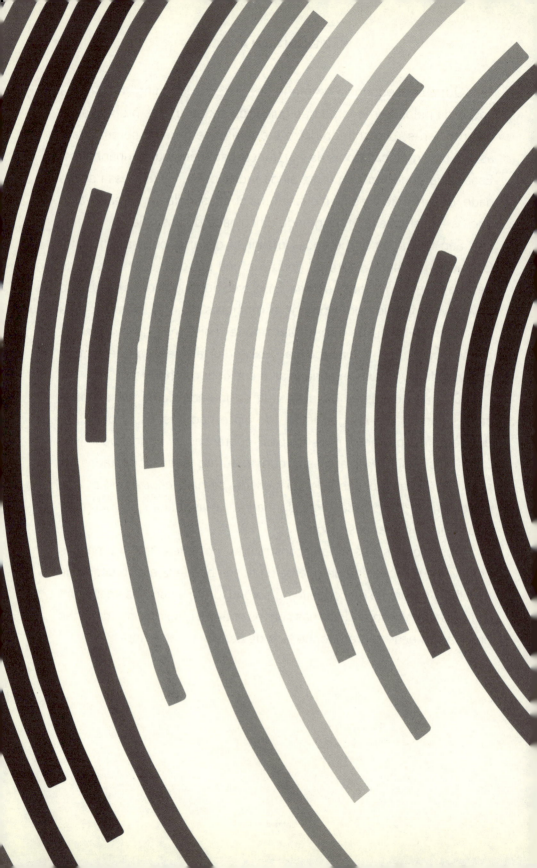

CAPÍTULO 4

UM NOVO LUGAR DENTRO DE VOCÊ

Imagino que chegar até aqui tenha acionado alguns gatilhos dolorosos em você. Talvez você tenha visto sua vida de fora e pensado em coisas como "é impossível mudar tudo isso", "não posso recomeçar do zero", "outras mulheres podem ser fortes o suficiente para se transformar, mas eu não consigo". Não é mesmo fácil se ver diante de um espelho que mostra suas vulnerabilidades. A culpa rondando o tempo inteiro, a pressão para ser perfeita, a exaustão física e mental, a sensação de estar sempre disponível para os outros, mas nunca receber ajuda nem atenção: enxergar-se dentro dessas situações pode despertar sentimentos de impotência e paralisia. Depois de tantos anos vivendo da mesma forma, você fica travada e não se sente capaz de sair do lugar.

Quando uma pessoa chega a esse estágio, a tendência é permanecer na inércia. Ainda que acredite que há caminhos pelos quais seguir, todos implicam correr riscos demais. É nessa hora que os pensamentos de medo vêm. E se der errado? E se eu tomar uma decisão e me arrepender? E se eu estiver esperando demais da vida? Não é melhor aceitar o que tenho do que jogar tudo para cima e o resultado não sair como espero?

Se tudo isso passou pela sua cabeça, saiba que você não está sozinha. Todas nós temos medo da mudança. Na maioria das vezes, preferimos manter os problemas conhecidos por perto porque tentar algo diferente, além de trabalhoso, pode ser muito desafiador. A velha conhecida zona de conforto – ainda que nada tenha de confortável – parece ser um terreno mais seguro de pisar do que se aventurar em voos cegos. Na dúvida, é melhor tudo continuar do jeito que está.

Chega um tempo, entretanto, que esse "jeito de estar" não faz mais sentido. Você dorme e acorda sem saber direito como sua vida chegou até ali. Os dias passam e nada de novo acontece. Você se sente um ratinho girando no brinquedo, gastando energia sem ir a lugar algum. Se abrissem a gaiolinha, certamente você estaria tão entretida nos gestos automáticos que não veria a porta aberta. E, ainda que visse, não teria coragem para atravessá-la.

Adaptando a música de Nando Reis:[10] o mundo estava ao contrário e você nem reparou.

Essa cena parece triste, eu sei, mas eu tenho duas boas notícias. A primeira é que, se você não parou a leitura e continua aqui comigo, algo dentro de você mantém acesa a esperança. Há uma luz (ainda que fraquinha) indicando uma direção e convidando você a atravessar um portal para um novo lugar dentro de si. E você sente vontade de ir atrás dela. Você quer deixar de se sentir cansada e deseja experimentar uma vida mais leve, sem ter de carregar o mundo ou dar conta de tudo. Sonha em se sentir confortável sendo quem é, assumindo as próprias forças e fraquezas, e em ser capaz de deitar a cabeça no travesseiro tranquila por ter feito o melhor que podia.

A segunda boa notícia é que esse novo lugar existe. Nele não há fadas nem duendes, famílias perfeitas, relacionamentos imbatíveis; não há ausência de problemas, dúvidas, medo. Lá também há culpa, cobrança, comparações e incertezas. A diferença é que lá tudo tem apenas o peso que precisa ter: nem mais nem menos. Conflitos individuais e coletivos são partes constitutivas da humanidade. E, quando enfrentados de maneira consciente (e sem drama), funcionam como molas propulsoras que nos ajudam a acumular experiências e subir uns degraus nisso que chamamos de vida.

PONTO DA VIRADA

Este é o momento que considero o mais importante do livro. Tudo o que escrevi até agora foi para chegar aqui, ao que chamo de "ponto da virada". É o instante em que convido você a tomar uma decisão. Talvez você não se sinta preparada ou imagine que precisará realizar

---

[10] RELICÁRIO. Intérprete: Nando Reis. *In:* PARA quando o arco-íris encontrar o pote de ouro. Rio de Janeiro: Warner Music Brasil, 2000. Faixa 11.

grandes feitos além do seu alcance. Ou apenas esteja, como boa parte da vida, esperando as condições ideais para finalmente tentar fazer algo novo para ser mais feliz.

Vou contar um pequeno segredo, mas desconfio que você já o conheça. Nunca existirá tempo perfeito para quem deseja mudar algo. Aliás, foi a busca pela perfeição que a levou a se sentir exausta de tanto nadar e morrer na praia, lembra? Se deseja experimentar o melhor da vida, você precisa estar em movimento e não ter medo de "perder o controle", seja em que condição for. Por mais paradoxal que pareça, na minha vida foram nos instantes de maior turbulência que consegui me transformar. Eu pensava: "é agora ou nunca". Entre erros e acertos, segui adiante. E foram os resultados das minhas escolhas que me fizeram ser o que sou.

Existe ao seu redor uma vontade genuína de dar alguns passos ao encontro de uma versão melhor de si mesma, mas não há nenhuma grande magia nem mistério que torne isso real. Não há nada que eu possa dizer que a convença disso. A única forma de abraçar esse caminho é marcando um encontro consigo mesma no futuro. E tudo começa com a seguinte pergunta:

"Você deseja, verdadeiramente, e de todo seu coração, mudar a forma como se sente e se esforçar para experimentar uma maneira mais autêntica e livre de viver?"

(**SE DESEJA EXPERIMENTAR O MELHOR DA VIDA, VOCÊ PRECISARÁ ESTAR EM MOVIMENTO E NÃO TER MEDO DE "PERDER O CONTROLE", SEJA EM QUE CONDIÇÃO FOR.**)

Não responda agora. A minha sugestão é que você procure um lugar quieto, de preferência fora de casa, onde possa ficar sozinha por um tempo. Pode ser andando na rua, sentada em um parque, na sua padaria favorita, no café da esquina, de frente para o mar ou dentro do carro. Se está difícil sair, vale trancar a porta do quarto ou se refugiar no quintal. O importante é que você possa ouvir os próprios pensamentos e conversar consigo mesma, sem interferências.

Um bom exercício é colocar a vida em retrospectiva. Tente lembrar como têm sido seus últimos dias, semanas, meses, anos. Como tem sentido o tempo passar dentro de você? O que a deixa angustiada e o que faz você vibrar? Como se sente quando se olha no espelho? Você tem a vida que sonhou em ter quando era mais jovem? Você vive as suas expectativas ou aquelas que jogaram no seu colo? O que gostaria que fosse diferente? Quem está com você nessa jornada diária? Com quem você conta e por quem é responsável?

==Busque se questionar da forma mais honesta possível. Não pegue atalhos emocionais.== Se doer, isso também será importante para lhe mostrar alguns horizontes. Depois de pensar (leve o tempo que for necessário), responda à pergunta que fiz. Escreva a resposta em um caderno ou agenda. Vale também anotar no guardanapo ou enviar uma nota de áudio para o seu celular. Se a resposta for sim, e eu presumo que seja, registre:

– Sim, eu desejo, verdadeiramente, e com todo meu coração, mudar a forma como me sinto e me esforçarei para experimentar uma forma mais autêntica e livre de viver.

Pode parecer bobagem fazer esse tipo de coisa, mas não pule essa etapa. Quando fazemos pequenos rituais, estamos dizendo, simbolicamente, que algo é importante para a gente. Nesse caso, você estará celebrando o fechamento de alguns ciclos e o início de outros, e isso será lembrado no futuro como uma passagem marcante em sua trajetória.

EXISTE AO SEU REDOR UMA VONTADE GENUÍNA DE DAR ALGUNS PASSOS AO ENCONTRO DE UMA VERSÃO MELHOR DE VOCÊ.

SEJA MAIS GENTIL COM VOCÊ

Ao cumprir essa etapa, você terá assinado um contrato cuja principal cláusula é ter uma atitude positiva consigo mesma todos os dias. Essa deve ser uma escolha constante, perene e inegociável. Deixo claro que não se trata de uma forma de alienação ou "pollyanização" – você deve se lembrar da clássica história da menina Pollyanna[11] que vivia mergulhada no seu "jogo do contente", vendo o mundo sempre sob lentes cor-de-rosa –, mas de uma decisão consciente de fazer algo que a ajude a enxergar o melhor que há em (e para) você. Parece difícil, eu sei; porém, existe uma ferramenta poderosa que vai guiá-la nesse processo. Ela está sempre disponível, não custa nada e pode ser acessada em qualquer tempo: chama-se autocompaixão.

A palavra, que pode até parecer autoexplicativa, merece uma conceitualização. Pelo prefixo, subentendemos que autocompaixão é uma compaixão por si próprio. Ok, disso já sabemos. Mas o que quer dizer exatamente esse tipo de sentimento? Ou seria gesto?

Vamos começar pela compaixão. Segundo o dicionário *Houaiss*,[12] é "o sentimento piedoso de simpatia para com a tragédia pessoal de outrem, acompanhado do desejo de minorá-la; participação espiritual na infelicidade alheia que suscita um impulso altruísta de ternura para com o sofredor". Em outras palavras, a compaixão é a compreensão de que uma pessoa está em sofrimento, seguida pelo desejo de ajudá-la de alguma forma.

Nesse sentido, autocompaixão é a atitude de nos tratarmos com a gentileza e a disponibilidade que temos com alguém que está passando por momentos difíceis. Não é, portanto, sinônimo de piedade ou pena, mas uma ação deliberada de pegar mais leve

---

[11] *Pollyanna*, livro de Eleanor H. Porter, publicado em 1913, considerado um clássico da literatura infantojuvenil.

[12] COMPAIXÃO. *In:* DICIONÁRIO Houaiss. Rio de Janeiro, 2019. p. 773.

conosco, acolhendo nossa dor ou nos tratando de maneira mais afetuosa e menos crítica.

Fique atenta e não confunda autocompaixão com autoestima. Esta última – que anda em alta nas listas das qualidades pessoais mais desejadas – é a capacidade que temos de nos valorizar e ressaltar nossos aspectos positivos, o que é incrível. No entanto, em condições de sofrimento ou frustração, a autoestima tende a nos abandonar por se sentir sob ameaça. Nesses instantes, é a autocompaixão que nos recoloca de pé e nos permite entender que erros e decepções são inerentes à condição humana.

Ter compaixão por quem amamos é algo que fazemos o tempo inteiro. Quando vemos uma pessoa querida atravessando tempestades, nós nos colocamos sempre à disposição. Tentamos fazer o possível para aliviar sua barra. Damos conselhos carinhosos sobre não se sentir culpada e a estimulamos a ter autoconfiança. Em geral, somos ótimas em resolver a vida alheia, mas não conseguimos usar a mesma régua quando somos nós que estamos no olho do furacão, precisando de amparo.

(**VOCÊ VIVE AS SUAS EXPECTATIVAS OU AQUELAS QUE JOGARAM NO SEU COLO? O QUE GOSTARIA QUE FOSSE DIFERENTE? QUEM ESTÁ COM VOCÊ NESSA JORNADA DIÁRIA? COM QUEM VOCÊ CONTA E POR QUEM É RESPONSÁVEL?**)

Você precisará virar essa chave e adotar a autocompaixão como sua principal companheira. Quando estiver diante das dificuldades e decepções mais profundas, é você mesma quem deve estar na primeira fila estendendo a mão. De peito aberto e coração tranquilo. Se falhar, não se castigue tanto. Busque compreender a situação sem julgamentos. Converse sozinha, faça perguntas e responda-as como se estivesse falando com sua melhor amiga. Use frases respeitosas sobre si e seja cordial. Se fizer uma retrospectiva, você vai ver que travou inúmeras batalhas e passou por todas elas. Você sobreviveu aos seus piores momentos.

No começo, pode parecer estranho, mas o tempo vai transformar essa relação e mostrar que ser mais bondosa consigo mesma não é egoísmo, mas um gesto de amor-próprio. E quem ama a si, por consequência, desenvolve mais ferramentas emocionais para compreender os próprios erros e aprende a amar os outros sem culpa e sofrimento. No fim, a autocompaixão impacta positivamente a vida de todos os envolvidos.

DESAPEGO E FAXINA: UMA DUPLA IMBATÍVEL

Nos próximos capítulos, você vai conhecer o método que desenvolvi ao longo de muitos anos e que tenho usado em mentorias com diversas mulheres em várias cidades do Brasil. São dicas e técnicas para ajudá-la a se reinventar e a ressignificar o que já não faz mais sentido. Não posso prometer, entretanto, que este livro a transforme em uma nova pessoa ou que resolva todos os seus problemas. O que posso garantir é que os principais recursos já existem: são seus pontos fortes, talentos, experiências passadas e seus sonhos mais secretos.

Sua missão, a partir de agora, é se encher dessa essência e acreditar que o futuro começa todos os dias. Do instante em que acorda à hora de dormir, você terá a oportunidade de mudar algo que lhe trará bem-estar. E isso não inclui apenas transformações radicais, como encarar um divórcio, mudar de cidade ou pedir demissão; vale também para ações cotidianas que são importantes para você, como aprender a dizer não ou conseguir passar mais tempo sozinha fazendo algo que lhe dê prazer. A única coisa que não cabe nessa lista é colocar expectativas nas outras pessoas, sejam parceiros(as), filhos, pais ou amigos. Elas não vão mudar – e se mudarem não será simplesmente porque você desejou.

Para entender melhor, imagine o funcionamento de um computador. Após um tempo de uso, os softwares começam a travar, a memória se torna insuficiente, a temida tela azul começa a dar sinais. Em algumas situações, bastará uma manutenção no sistema, a limpeza de alguns dados, e tudo voltará a funcionar conforme desejado. Em outras, somente uma formatação completa resgatará o desempenho. Assim somos nós. Não há um jeito único de resolver o que incomoda. Por isso é fundamental analisar o problema e definir o protocolo para a solução.

Também tenha claro em sua mente a certeza de que suas decisões não estejam baseadas apenas nas suas necessidades básicas. A vida não existe apenas quando suprimos o que precisamos; envolve também desejos e propósitos. São eles que nos permitem experimentar valores e construir experiências de plenitude e liberdade. Mas, independentemente do que você decida, uma coisa é certa: escolher é, também, renunciar. Por isso, ao encarar uma jornada pelo autoconhecimento e uma transição para um modo de vida mais pleno, você deverá aprender a praticar o desapego – de certezas, lugares, coisas e relacionamentos tóxicos, sejam eles pessoais ou profissionais.

Você terá que abrir gavetas e armários da alma e se livrar de tudo aquilo que a afasta do eu que você busca, porque, enquanto estiver ocupada apagando incêndios, não haverá espaço para o novo. E o novo, veja bem, ele quer chegar, instalar-se na sala de estar e fazer morada na sua vida real.

NENHUMA ESTAÇÃO É ESTANQUE E ETERNA; ELAS SE SUCEDEM CONTINUAMENTE EM UMA DANÇA PERFEITA ORQUESTRADA PELO TEMPO NO SALÃO DA VIDA.

UM NOVO LUGAR DENTRO DE VOCÊ

Se não souber como começar a fazer essa arrumação, dou-lhe uma dica: comece com uma faxina em sua casa física. Bem devagar, um cômodo por vez. Vá observando o ambiente. Toque nos objetos, lembre-se de como eles (e você) chegaram até ali. Separe os itens que carregam memórias ruins, ou que já não têm mais utilidade, e passe-os adiante. Organize papéis, fotos, sapatos, roupas. Faça o máximo possível para manter somente o que faz sentido. Passamos a vida acumulando coisas e sentimentos sem questionar. Do que você realmente precisa para continuar existindo?

Essa limpeza fará você se reconectar com seu passado e suas perspectivas para o futuro. Aproveite esse tempo para enxergar beleza na simplicidade. Tente reconhecer sensações de alegria em pequenas coisas ou gestos. Pense no que a emociona verdadeiramente e não precisa de muito para acontecer. Uma das cenas mais bonitas que já presenciei não teve nenhuma sofisticação, mas ficou marcada em mim como uma lição de esperança.

Foi no dia em que saí de casa para estudar em outra cidade. Minha mãe me entregou um pedaço de isopor com o fundo pintado de rosa sobre o qual estava escrito: "Filha, a vida é uma aposta na vitória". Naquele instante, e do jeito que sabia, ela estava me dizendo que as coisas poderiam dar errado, porém eu deveria permanecer acreditando em mim e na minha capacidade de resistir e avançar. "Não há sucesso sem risco, Nubiana. Já que é para jogar, que seja sempre com o coração", eu pensei. E se hoje posso dividir essa história com você é porque decidi levar a sério esse negócio de me colocar em primeiro lugar. Obrigada por me ensinar isso, mãe.

LEITE VIGIADO NÃO FERVE

Quando você estiver atravessando seu processo de mudança, não tenha pressa. Há um ditado que diz: leite vigiado não ferve. Ou, como diria Guimarães Rosa de uma maneira mais poética: "As coisas mudam no devagar depressa dos tempos".¹³ É preciso, portanto, ter paciência e seguir em frente, pensar menos na linha de chegada e aproveitar mais a caminhada. Haverá dias bons, outros nem tanto. E cada um deles será importante para levá-la além.

Tampouco se preocupe em dar passos grandes. ==Estabeleça metas possíveis de serem alcançadas e respeite seu ritmo. Nenhuma mudança duradoura se faz do dia para a noite.== Na maioria das vezes, os chamados *baby steps* escondem sonhos incríveis que só se deixam revelar quando você se permite vivê-los devagar. E sair do lugar, por menor que seja a distância percorrida, deve ser comemorado com toda sua gratidão e orgulho.

Sandra, uma executiva de 50 anos, me contou certa vez que, depois de vinte e sete anos de casamento, tomou coragem para se divorciar. A vida a dois, tão feliz no passado, com o tempo havia se transformado em uma relação de controle e poder por parte do marido. Ele era um cara reservado e sofisticado; ela, extrovertida e simples. Com a justificativa de cuidar da imagem da esposa, ele passou a escolher suas roupas, as músicas que ouviam, os restaurantes caros que frequentavam. Por alguns anos, ela se sentiu cuidada, até perceber que já não sabia mais direito quem era.

Reconhecida em sua área como profissional renomada, em casa Sandra não tinha voz. Tentou conversar com o marido, fizeram terapia de casal. Ele, porém, não estava disposto a soltar as rédeas que a mantinham presa; apelava sempre para a desculpa de que ela não poderia parecer uma pessoa vulgar. Depois de alguns anos e com os filhos já crescidos, Sandra conseguiu pedir o divórcio.

Em sua primeira noite sozinha em casa, ela caminhou até o supermercado, comprou um pacote de macarrão instantâneo e, em três minutos, estava comendo sentada no chão da sala com uma

---

[13] ROSA, G. As coisas mudam no devagar depressa dos... **Pensador**. Disponível em: https://www.pensador.com/frase/MzUzNTk4/. Acesso em: 27 jan. 2022.

garrafa de vinho e sua música preferida ao fundo. Aquele momento, por mais trivial que parecesse, foi seu atestado de liberdade. Ela se comprometeu consigo mesma que, dali por diante, não aceitaria mais se relacionar com alguém que anulasse seus gostos e prazeres.

Até chegar à separação, no entanto, Sandra amargou muitas noites infelizes. Teve dúvidas se estava tomando a decisão certa e sentiu medo de se arrepender, ser injusta ou ingrata. O que a manteve firme foi a certeza de que queria uma vida na qual ela coubesse sem se sentir uma estranha. Não foi fácil soltar a âncora que a segurava no mar turbulento. Sua estratégia foi manter os olhos bem abertos para o sonho da calmaria. Essa imagem a guiou quando ela pensou em voltar atrás.

Gosto de pensar nessas jornadas interiores como as estações da natureza. Há os dias ensolarados em que o calor acalenta e nos empurra em direção ao sol. Há o inverno frio que nos coloca debaixo das cobertas. Há o outono seco no qual perdemos todas as folhas que nos fazem respirar. E há, também, os dias de florescer e ver o entorno colorido outra vez. Nenhuma estação é estanque e eterna; elas se sucedem continuamente em uma dança perfeita orquestrada pelo tempo no salão da vida. A nós, só resta aprender e aplaudir.

Nas páginas a seguir, trago o melhor de mim para ajudá-la a se reconectar com o melhor de você. Trago a energia que me desperta todos os dias e me faz acreditar em uma força capaz de promover mudanças contínuas. Por isso, este é um livro vivo. Nele bate o coração de milhares de mulheres que também acreditam na reinvenção de si mesmas. E, para cada uma de nós que se reencontra com a própria essência, eu renovo as esperanças de nos transformarmos em uma geração de mulheres maravilhosas e possíveis.

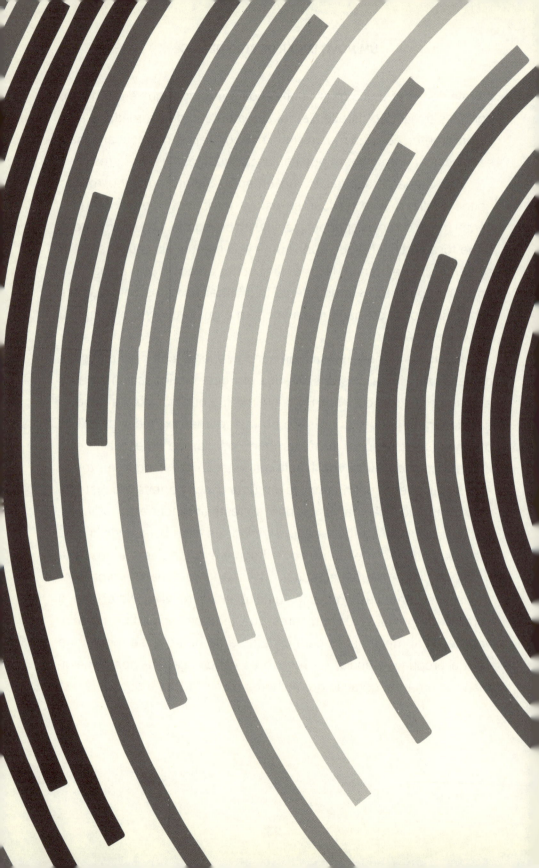

CAPÍTULO 5

MUDE SEU JEITO DE PENSAR

E nquanto escrevia os capítulos anteriores a este, eu estava ansiosa para chegar até aqui. Tudo o que vivi e aprendi nos últimos anos esteve voltado para desenvolver meu próprio método de acompanhamento de mulheres em seus processos de transformação individual. O texto inteiro estava registrado em dezenas de anotações e pronto na minha mente: sabia o que dizer, como conduzir cada etapa, quais os exercícios certos para ajudar quem deseja destravar a mente e começar a construir uma vida que vale a pena ser vivida em plenitude.

Acontece que as coisas nem sempre saem conforme o planejado. Na hora de organizar em palavras as minhas ideias, o processo não fluiu. Passei dias com a tela do notebook em branco, sem encontrar o jeito certo de dizer o que eu queria. Digitei o primeiro parágrafo várias vezes e nada me parecia estar perto do que eu havia imaginado. Depois, soltei a mão e escrevi enlouquecidamente páginas e páginas. Parecia, enfim, ter concluído o que eu havia me proposto.

No entanto, alguma coisa no texto não estava redonda. Eu não me sentia convencida de que estava realmente bom. Era meu primeiro livro e eu queria entregar o melhor de mim. Então deletei tudo e voltei à estaca zero. Se estivesse escrevendo com papel e caneta, certamente estaria como aqueles escritores com a mão no queixo, uma nuvenzinha negra sobre a cabeça e o cesto de lixo ao lado, cheio de folhas amassadas. A autocrítica falou alto: "Oi, estou aqui. Isso não está bom o suficiente. Tem certeza de que está no caminho certo? Você perdeu tanto tempo e agora vai ter que refazer do início".

Os questionamentos internos me angustiavam. Além disso, o prazo para entregar o material para edição ficava cada vez mais apertado. Estava tomada por essas preocupações quando fui com meu irmão visitar uns amigos muito próximos de nossa família no interior de Goiás. Depois de meses longe, por conta da pandemia, resolvemos passar um fim de semana com eles com um objetivo em vista: organizar a casa deles para uma ceia no fim do ano. A missão, nós sabíamos, não seria fácil, pois um deles, que considero um verdadeiro tio, é acumulador, e convencê-lo a se desfazer de qualquer coisa implicaria travar duelos gigantescos sobre o que tem ou não serventia.

    E lá fomos nós. Entre livros antigos, itens de decoração e uma infinidade de pastas lotadas de documentos, começamos a tentar nos desfazer do que era possível. A faxina virou um evento: apesar do desafio, estávamos felizes pelo reencontro, e eu me sentia leve e cheia de energia. A apreensão dos dias anteriores parecia ter, magicamente, sumido dos meus ombros. Até as dores nos joelhos, que tanto me castigam na hora de fazer meus exercícios físicos, deram trégua. *Nada mais renovador do que voltar para onde me sinto em casa*, pensei.

    Em certo momento, meus olhos bateram em uma estante de madeira encostada em um canto e coberta de poeira. O cupim havia comido boa parte da madeira e o móvel mal se sustentava em pé. Disse ao meu tio que jogaria aquela estante fora, já que nem para doação serviria mais. Ele, claro, não aceitou. Tentou me convencer de que não poderia se desfazer da peça, pois era algo que havia recebido como presente de casamento cinquenta anos antes. "Como vou mandar isso para o lixo? Tem um grande valor para mim. Podemos recuperar, lixar, pintar. Tenho certeza de que ficará nova de novo."

    Quanto mais ele falava, mais eu me convencia de que não era ao objeto que ele estava apegado. Muito menos à memória de quem havia dado o presente. No fundo, eu via nele uma tentativa desesperada de não mexer em nada que pudesse mudar o mundo como ele conhecia. Era como se estivesse me dizendo que não queria fazer esforço para sair daquele lugar de conforto que tinha construído ao redor de si.

    Estou contando esse episódio, tão particular da minha família, porque ele me trouxe duas lições bastante simbólicas e que estão

MUDE SEU JEITO DE PENSAR

conectadas ao que vou propor aqui. A primeira delas foi reconhecer que, naquele momento, eu precisava experimentar com mais consciência a sensação de olhar para trás e entender que minha frustração continha os recursos que eu precisava acionar para seguir adiante.

De pé no quarto dos fundos e diante da estante cinquentenária, eu soube que todas as páginas, que até então imaginava ter "jogado fora", haviam tido o claro propósito de aguçar minha capacidade de observar o cotidiano – que fala conosco, silenciosamente, o tempo inteiro – e me lembrar que sou feita de todos os momentos que já vivi. Dos bons aos ruins, todos me conduziram de algum modo ao tempo presente, o único no qual sou capaz de interferir.

E o que isso tem a ver com este capítulo? A virada real para um novo estágio da vida passa, antes de tudo, pelo entendimento de que você não pode apagar o que viveu para redesenhar sua história daqui para a frente. A mente humana não funciona como um computador, cujo HD interno pode ser zerado infinitas vezes, para que tudo seja instalado novamente. Com todo o avanço tecnológico, ainda não inventaram uma forma de burlar esse sistema e criar um experimento como o do filme *Brilho eterno de uma mente sem lembranças*,[14] no qual a personagem Clementine se submete a um tratamento para deletar da mente todas as recordações doloridas de um desamor.

No mundo real, você precisa reconhecer (e valorizar) cada experiência como um passo dado para chegar aonde chegou. Tudo o que foi vivido importa e tem lugar próprio no seu arquivo de memórias. Porém, para dar um *start* na revolução íntima que deseja, você terá que calar as vozes que mantêm acesa a chama do fracasso, da impotência, da culpa e de qualquer outra sensação que a paralisa e a impede de avançar. E a hora de começar a fazer isso é agora.

---

[14] BRILHO eterno de uma mente sem lembranças. Direção: Michel Gondry. EUA: Focus Features, 2004. DVD (108 min).

O PERIGO DOS RÓTULOS

Ter um método é ter base para uma ação acontecer. Se fazemos algo de qualquer jeito, sem planejamento, podemos não ter escolhas assertivas para saber aonde chegar. E, quando se trata de transformações comportamentais, principalmente as que mexem com nossas singularidades mais profundas, é fundamental termos um norte. É nesse ponto que entra a segunda lição que aprendi com meu tio e que dá início à metodologia "Esqueça a Mulher-Maravilha, você já é uma mulher maravilhosa".

Ao atribuir um valor para algo que não tem mais utilidade – ele apresentava diversas justificativas sentimentais para não se desapegar dos itens que possuía –, meu tio cria artifícios para não se obrigar a encarar uma mudança. Uma explicação para isso está no fato de o cérebro saber que mexer em *status quo* emocional envolve processos, muitas vezes, avassaladores. Há um medo latente de fracasso que quer evitar o risco a qualquer preço. Então, por isso, se blinda do "perigo", forçando no indivíduo um estado de inércia. Porém a conta dessa estratégia um dia chega. Pode ser uma casa entulhada de itens inúteis que impedem a circulação de ar e de pessoas, e pode ser também uma mente lotada de pensamentos adoecidos e negativos que impedem a chegada de novos ensinamentos e experiências.

Tenho uma amiga que vive em conflito com a criação do filho de 9 anos. A criança tem sérios problemas de limites, e ela não consegue estabelecer regras e acordos para que ele se alimente de maneira mais saudável e não passe tempo demais no celular. Todos os dias, eles têm um embate sobre não querer tomar o café da manhã ou passar mais dez minutinhos jogando em um aplicativo.

Quando conversamos sobre o assunto no nosso grupo de amigas, apresentamos algumas soluções que podem melhorar essas questões, mas ela tem sempre alguma justificativa na ponta da língua para continuar deixando tudo como está. No fundo, sei que ela sofre

MUDE SEU JEITO DE PENSAR

com a situação e sabe que poderia fazer diferente, mas isso implicaria fazer ajustes para os quais ela não se sente preparada nem se acha forte o suficiente para enfrentar. É como um ciclo vicioso de evitar a dor gerando mais dor.

E como sair dessa encruzilhada? Como se livrar de crenças que impedem o desenvolvimento de seu potencial para abrir espaço para uma existência mais criativa e livre? A resposta: mudando sua forma de pensar. Posso apostar que, ao ler isso, você imediatamente imaginou ser impossível; afinal, quem manda nos próprios pensamentos? Pois eu garanto que você pode, sim, reprogramar seu modelo mental e levar essas mudanças para o modo como age e, dessa maneira, se sentir livre para saber que é você quem comanda sua vida.

O princípio está em mergulhar em um exercício de autopercepção e entender como a opinião que você tem de si influencia seu comportamento e suas relações. A partir daí, você será capaz de orientar a mudança do seu modelo mental, deixando-o livre e em estado de expansão. O objetivo final é trabalhar suas habilidades a partir de uma nova imagem pessoal e alcançar a versão que considera ideal de você.

Vamos fazer uma atividade prática em duas etapas. A primeira é: liste, pelo menos, cinco características que você se atribui e que gostaria de mudar. Pense nos rótulos que você colou em si desde que passou a ter consciência de que era uma pessoa vivendo em sociedade e que você imagina que a estejam afastando dos seus valores mais íntimos. Podem ser sentimentos negativos, pontos que considera fracos, adjetivos dos quais gostaria de se livrar. Escreva, por exemplo:

1. Não sou inteligente;
2. Tenho medo de tentar coisas novas;
3. Sou controladora demais;
4. Não sou interessante;

MULHER REAL, LIVRE E PODEROSA

5. Sou impulsiva;
6. Sou insegura;
7. Não consigo dizer o que penso/sinto;
8. Sou dura demais com os outros;
9. Sou fraca;
10. Sou influenciada pela opinião alheia;
11. Tenho medo de fracassar;
12. Tenho vergonha de dizer que falhei.

1. _____
2. _____
3. _____
4. _____
5. _____
6. _____
7. _____
8. _____
9. _____
10. _____

A MUDANÇA QUE VOCÊ DESEJA DEPENDERÁ DE SUA CAPACIDADE PESSOAL DE PARAR DE SE COMPORTAR COMO ALGUÉM QUE LIDA COM A VIDA COMO UM JOGO DE CARTAS MARCADAS.

Pensamentos dessa natureza não nasceram com você, nem surgiram da noite para o dia; foram sendo assimilados no decorrer de sua formação enquanto indivíduo, baseados no que você viu, ouviu e presenciou. Muitos, provavelmente, foram adquiridos durante a infância, fase em que o ser humano absorve certos rótulos que leva para a vida adulta.

É nessa etapa que pais e familiares tendem a "classificar" comportamentos dizendo aos pequenos aquilo que eles são. Expressões como "desobediente", "teimosa", "briguenta", "desorganizada", "desastrada" e "medrosa" entram no inconsciente da criança, que, por não ter controle sobre o desenvolvimento da própria identidade, acaba se tornando refém desses rótulos, ainda que sejam tidos como positivos – como "boazinha", "quietinha" e "princesa".

Como consequência desse processo, a criança passa a se esforçar para agir conforme o que é esperado dela. Se é tida pelos pais como medrosa, por exemplo, pode incorporar tal característica e se sentir levada a agir como alguém que deve sentir medo diante das situações. Esse desejo de confirmação é bastante perigoso, pois limita o universo da criança, tornando-a engessada para experimentar outras possibilidades de expressão. Na vida adulta, a continuidade desse tipo de interferência na constituição da personalidade acarreta enormes prejuízos, pois a pessoa tende a ficar presa ao que incorporou ao longo do tempo e se sente tolhida para expressar quem ela verdadeiramente é.

MINDSET FIXO × MINDSET DE CRESCIMENTO

Uma forma de quebrar o padrão é questionar essas barreiras imaginárias levantadas ao redor de si. Ainda que, durante toda a sua vida, você tenha se visto de determinada forma, deve se autoavaliar para entender se tais atributos vêm de sua essência ou se são algo que carrega sem nunca ter se perguntado qual a origem. Será que você é, de fato, desorganizada? Ou briguenta? Ou controladora? O que disso lhe pertence e o que entrou na sua bagagem sem que você se desse conta?

Uma teoria para ajudar a entender essas questões é a desenvolvida por Carol S. Dweck, professora de Psicologia na Universidade Stanford e autora do livro *Mindset: a nova psicologia do sucesso*.[15] Ao longo de décadas de pesquisa, ela desenvolveu um conceito que explica como e por que a atitude mental com que encaramos a vida – o que ela intitula de mindset – pode ser crucial para nosso êxito naquilo que nos propomos a realizar. Segundo a autora, é uma espécie de configuração mental; tudo o que vivemos é interpretado de acordo com nosso mindset, que pode ser de dois tipos: fixo e de crescimento.

Pessoas de mindset fixo acreditam que as coisas são como são e não se pode mudá-las. Para elas, cada um nasce com um conjunto de habilidades já estabelecidas e o talento é o único responsável pelo sucesso: ou você já nasce com ele, ou nunca o terá. Em geral, são indivíduos acomodados, de baixa autoestima, que abusam de justificativas e pouco se arriscam ou se colocam à prova. São o retrato da Gabriela da música de Caymmi: "Eu nasci assim, eu cresci assim, eu sou mesmo assim, vou ser sempre assim".[16]

Já o mindset de crescimento determina o sentido oposto. Pessoas que operam com essa mentalidade não se conformam com a situação atual porque sabem que, com esforço, aprendizado e dedicação, podem melhorar e atingir novos patamares. Elas não têm medo de errar nem aversão ao risco, e apostam na própria força de vontade para adquirir novas competências em qualquer área. São indivíduos valentes, esforçados e destemidos que escutam seus monólogos internos sem se

---

[15] DWECK, C. S. **Mindset**: a nova psicologia do sucesso. Rio de Janeiro: Objetiva, 2017.

[16] MODINHA para Gabriela. Intérprete: Gal Costa. *In:* Meu nome é Gal. Rio de Janeiro: Polygram, 1988. Faixa 8.

julgar. Sua forma de pensar passa pelos seguintes raciocínios: "Sei que sou capaz de aprender coisas novas", "Se falhar, posso tentar de novo", "Preciso me dedicar mais para alcançar um resultado diferente".

Você consegue identificar seu mindset? Se você se reconhece como sendo do tipo fixo, mas deseja estar no modo de crescimento, vai precisar reconfigurar suas crenças e libertar seu poder mental para, consequentemente, adotar uma nova postura frente aos desafios diários da vida.

Vamos para a segunda parte do exercício anterior. Retome sua lista e reflita sobre cada item que escreveu. Tente buscar dentro de si o que valida esses pensamentos. Por que não se sente inteligente, por exemplo? Quais lembranças do passado você guarda que a fazem ter esse tipo de sentimento? Quem lhe disse isso algum dia e por que você acreditou?

Em seguida, busque resgatar momentos de sua história em que você não se deixou dominar por esse rótulo; episódios em que se sentiu inteligente, resolveu coisas difíceis, encontrou soluções para questões complexas que ninguém mais achou. Recorde as conquistas que teve por ter agido com sabedoria, por ter sabido avaliar o cenário e tomar boas decisões. Esgote todas as perguntas que você tiver sobre a razão de se enxergar da maneira como se enxerga. Leve o tempo de que precisar nessa atividade. Seja o mais honesta possível e não tenha medo de se esmiuçar por dentro.

(**O OBJETIVO FINAL É TRABALHAR SUAS HABILIDADES A PARTIR DE UMA NOVA IMAGEM PESSOAL E ALCANÇAR A VERSÃO DE VOCÊ QUE CONSIDERA IDEAL.**)

Depois, faça o seguinte questionamento: como você se sentiria se pudesse se livrar de crenças limitantes? Você pode chegar a conclusões do tipo: "Se eu fosse mais inteligente, estudaria para mudar de carreira, mesmo depois dos 40 anos, e não teria medo" ou "Se fosse mais inteligente, não me sentiria como um estranho no ninho quando estou em grupos de amigos que considero espertos e competentes".

Por fim, responda a si mesma: como você agiria se seu mindset fosse o de crescimento? O objetivo dessa atividade é processar intimamente que a mudança que você deseja dependerá de sua capacidade pessoal de parar de se comportar como alguém que lida com a vida como um jogo de cartas marcadas. Comece experimentando trocar pensamentos de mindset fixo como "não sou inteligente" por "consegui me formar no curso ao qual me propus durante a juventude" ou "sou boa com números e tenho boa capacidade de raciocínio lógico, mas posso melhorar meu nível de escrita".

Ao fazer esse ajuste, você exercita seu potencial de autoconhecimento e prepara o caminho para a mudança que deseja. Aos poucos, seu cérebro vai entender a proposta dessa reprogramação e trabalhar para buscar um estado permanente de evolução e não de inércia.

Em paralelo, trace planos que a conduzam nessa direção. Pense em alguma coisa que você precisa fazer, algo que queira aprender ou um problema que tenha de enfrentar. Depois faça um plano concreto para aquele(s) que escolher. Quando executará o plano? Onde o fará? Como o fará? Pense em tudo, com detalhes claros. "Esses planos concretos – planos que você é capaz de visualizar – sobre quando, onde e como vai fazer alguma coisa levam a níveis realmente muito elevados de acompanhamento, o que, naturalmente, aumenta a possibilidade de êxito", explica Carol S. Dweck. Vou aprofundar esse assunto mais adiante.

SEM RETA DE CHEGADA

Como falei anteriormente, esse processo não acontecerá rápido. Lembre-se de que você passou décadas agarrada a crenças limitantes sobre quem você era e, agora, terá de deixar esses rótulos para trás. Isso exige tempo, esforço e paciência. Migrar de um mindset fixo para um de crescimento é quase como passar um filtro nas próprias definições que tem de si; envolve descobrir o que lhe pertence e o que é fruto de uma mentalidade limitante.

Quando penso nisso, imagino um pedreiro peneirando a areia que será utilizada na obra de uma casa. Ele é o responsável por separar apenas material de boa qualidade que assegure a qualidade da construção e que mantenha a casa segura e em alicerces sólidos. Você é o pedreiro dizendo para sua mente o que não a define e precisa ser retirado. Expresse seu desejo de maneira objetiva: "Obrigada, mente, por tentar me proteger, mas quero me arriscar. Quero tentar ser diferente porque conheço minha capacidade e sei que posso e mereço ir além". Use sua capacidade de seleção para reservar para você apenas o melhor.

Haverá certo desconforto nesse processo e você precisará enfrentá-lo. À medida que se sentir mais confiante, você começará a notar o desconforto se transformar em entusiasmo, pois saberá que está se aproximando de um mindset de crescimento. Uma boa forma de se autoavaliar durante essa transição é por meio de feedbacks. Em um caderno, anote todos os dias as pequenas vitórias que teve ou as situações em que pode melhorar. Se desejar, atribua uma pontuação a cada uma delas e analise os números no fim da semana. Isso servirá para lhe dar uma dimensão do que está se desenrolando dentro da sua mente e – por que não? – do seu coração.

Comemore os avanços que considere relevantes para seu crescimento e permita-se sentir orgulho. Não espere que outras pessoas percebam sua mudança, foque o que for bom e não se puna quando sentir que foi aquém do desejado. A meta é olhar sempre para a perspectiva de que, se algo não deu certo hoje, poderá dar amanhã.

Para encerrar este capítulo, quero dizer que a mudança de mindset não é um porto seguro que você deseja alcançar rapidamente e de onde nunca mais sairá. O sucesso não está na "mudança concluída com sucesso", mas na busca diária por evolução em paralelo a uma aplicação de práticas que a auxiliem a permanecer alinhada com a sintonia de crescimento do seu universo particular. Como diria o poeta espanhol Antonio Machado, "o caminho se faz ao caminhar".[17]

Um resumo deste capítulo:

- Aceite o passado, mas arquive o que a faz sofrer.
- Entenda que você não precisa recomeçar do zero para começar a ser livre e feliz.
- Reconheça seus rótulos.
- Questione cada pensamento que você tem de si e descubra o que lhe pertence e o que você deve deixar seguir.
- Reprograme seu mindset fixo para o mindset de crescimento.
- Reconfigure sua linguagem e seus pensamentos sobre si, buscando identificar seu potencial de melhoria.
- Faça planos concretos de mudança que podem ajudá-la a mudar de patamar.
- Comemore as pequenas vitórias.

---

[17] MACHADO, A. Caminho se faz ao caminhar. **Pensador**. Disponível em: https://www.pensador.com/caminho_se_faz_ao_caminhar/. Acesso em: 27 jan. 2022.

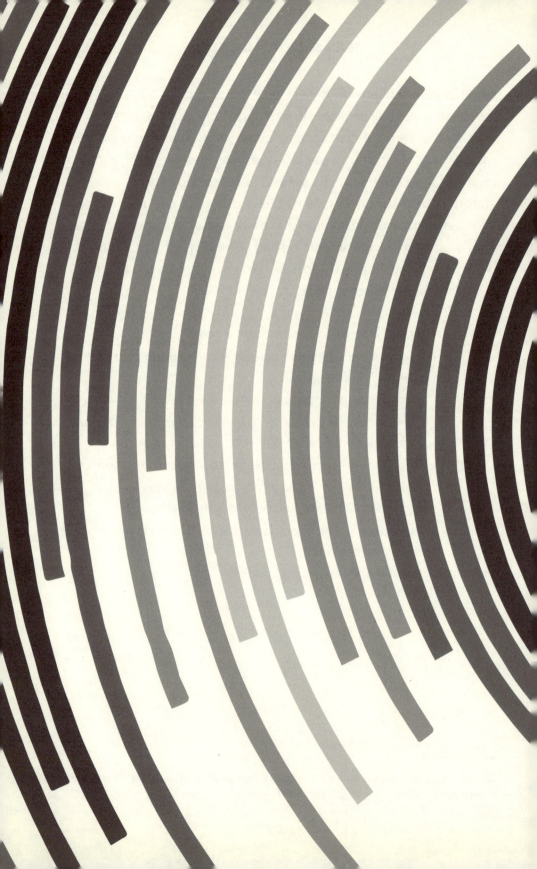

CAPÍTULO 6

SEJA A SUA PRIORIDADE

Se eu pedisse a você que escrevesse uma lista com as dez pessoas mais importantes da sua vida, quem você escolheria? Filhos, marido, companheiro(a), pais, avós? Faça esse exercício. Anote os nomes que vêm à sua mente quando você pensa em amor e cuidado. Quem você enxerga como parte de suas prioridades? Quem seria seu número 1? Leve o tempo que for necessário para responder e tente não fazer julgamentos: ninguém vai conhecer ou analisar o que você sente. Quando terminar, observe sua lista e as pessoas que estão nela. Conte para si mesma o porquê de cada uma estar ali. Só continue a leitura quando tiver terminado o exercício.

Já fiz esse tipo de atividade inúmeras vezes com minhas clientes. Em quase 100% das experiências, um fato inusitado acontece: elas não colocam o próprio nome na relação, muito menos em primeiro lugar. Já vi incluírem bicho de estimação, ídolos ou até gente que morreu, mas nem sequer pensaram na possibilidade de que elas eram uma opção para estar ali.

Se com você aconteceu o mesmo, não se sinta mal. Essa percepção é resultado de anos de crença de que uma mulher precisa se preocupar com todas as pessoas ao seu redor, enquanto a ela própria cabe o tempo e o espaço que restarem – o que pode ser "zero" para muita gente. Você experimentou essa condição por boa parte da sua vida e somente agora está conseguindo ver tudo mais nitidamente.

Se seu nome estava na lista, parabéns! Significa que você já entendeu que ser sua prioridade é o modo mais consciente de autocuidado e valorização da própria individualidade. Essa é uma condição difícil de alcançar, porque implica ir contra o imaginário que classifica as mulheres que se colocam em primeiro lugar como sendo pessoas egoístas, arrogantes e, até mesmo, mães (ou filhas) negligentes. Sim, essas são algumas das características atribuídas àquelas que têm a ousadia de se assumir como protagonistas da própria vida.

É claro que ninguém quer carregar esses estigmas, mas você já sabe que não deve pautar suas escolhas a partir de rótulos que não lhe pertencem. Por isso, se deseja ter a liberdade de ser alguém por inteiro, a partir de agora, ser sua prioridade será a sua prioridade.

E o que isso quer dizer? Para entender o que é ser a própria prioridade, vou começar explicando pelo lado oposto. Uma mulher que não se coloca no degrau mais alto da própria história é aquela que não se sente merecedora da felicidade. Ela renuncia aos próprios sonhos para satisfazer os dos outros (principalmente os do marido e dos filhos) e acredita que as vontades de todos são mais importantes que as dela. Ela só se cuida quando sobra tempo e mal vai às consultas médicas necessárias – mas não perde uma data de vacinação das crianças. Nas relações pessoais ou profissionais, ela diz sim para tudo o que lhe é solicitado e tem dificuldade de negar pedidos e propostas. Não gosta de desagradar a familiares, amigos e colegas e, quase sempre, termina o dia com a sensação de que não fez nada além de sua obrigação.

Luísa, uma mulher de 35 anos que começou a ter sessões de coaching comigo, era o exemplo clássico desse tipo de mulher. Casada há vinte anos e mãe de uma criança de 10, ela ainda lutava consigo mesma para provar que era uma heroína. Havia vestido a fantasia de Mulher-Maravilha e, a cada dia, ficava mais exausta para realizar tudo com perfeição. Facilitava a vida de todo mundo à sua volta, resolvia os problemas alheios que lhe chegavam às mãos e não conseguia sequer recusar um convite para almoço, ainda que estivesse cansada – algo que a forçava a acreditar que era esse o jeito de se relacionar com o mundo.

Foi assim até vir a pandemia, ter um caso de câncer na família e acontecer a troca inesperada de posição no emprego. A pressão foi tanta que ela não suportou: vieram as crises de ansiedade, a insônia e os remédios para controlar os ataques de pânico. Ainda assim, Luísa empurrava a situação com a barriga e ia às consultas com o psiquiatra somente quando a situação beirava o insuportável.

Um dia, ouvindo uma amiga falar de como a terapia havia mudado sua vida, Luísa resolveu buscar ajuda. Pela primeira vez em muitos anos, na sala da psicóloga, ela se permitiu chorar. Em algumas sessões, a dor era tanta que ela urrava. Não sabia mais quem era ou o que estava fazendo da própria vida. A terapeuta lhe recomendou, então, experimentar algo simples, porém inusitado para Luísa: todos os dias, pela manhã, ela andaria na praia sozinha pelo tempo que pudesse. O objetivo: se reconectar com os próprios sentimentos. Luísa, claro, achou que seria impossível colocar mais uma atividade na sua agenda já tão atribulada. Ainda por cima, sozinha. Tinha medo. Resistiu. No fim, decidiu acatar.

Foram meses de caminhadas diárias nas primeiras horas do sol. Muitas delas entre lágrimas e soluços; outras, em absoluto silêncio. Em todas, ela descobria algo novo (ou nem tanto) de si. Um dia, teve um estalo e se lembrou da jovem de 15 anos que adorava comer pão com salame assistindo à novela na TV. Há quanto tempo não fazia isso? – ela se perguntou. Fez as contas: pelo menos catorze anos, pois o marido e o filho detestavam salame e, por isso, ela havia parado de comprar.

À noite, na saída do trabalho, Luísa passou na padaria e comprou um saco de pão e um salame italiano. Chegou em casa, abriu as sacolas e preparou três sanduíches enormes. O marido estranhou a escolha para o jantar e ensaiou um semblante de reprovação. Luísa não fez qualquer menção de se importar: devorou os pães, ligou a TV e comeu em silêncio. Naquele dia, dormiu serena por uma noite inteira. A revolução já tinha começado quando nos encontramos. Ela não queria mais parar o processo e ainda continua firme na subida da própria escala. A meta: ser uma mulher que se prioriza.

QUEM VOCÊ SERIA SE VOCÊ FOSSE VOCÊ?

A mulher que se prioriza faz questão de ir em busca do seu bem-estar antes de tudo. Ela cuida da saúde física e mental, esforça-se para fazer o que gosta, consegue negociar acordos que a deixem satisfeita e sabe impor limites ao espaço que outras pessoas tentam ocupar em sua vida sem pedir permissão. Segura e decidida, ela entende que não precisa escolher, por exemplo, entre vida familiar e profissional, pois consegue gerir o tempo sem se sentir culpada. Essa mulher segue à risca a regra dos aviões de, em caso de pane, colocar a máscara de oxigênio, primeiramente, em si mesma.

Minha mãe foi um exemplo desse tipo de mulher. Quando éramos crianças, ela trabalhava duro como professora em uma escola em nossa cidade. A rotina era pesada e ela estava sempre correndo, dividida entre o emprego e os filhos. Apesar do tempo escasso, havia uma regra em nossa casa da qual ela não abria mão: acontecesse o que fosse, almoçávamos juntos. E isso só era possível porque cada um tinha uma obrigação doméstica a cumprir. Enquanto ela organizava o almoço, um punha a mesa, um fazia o suco, outro lavava a louça.

No fim do dia, nós sabíamos que ela se sentia cansada, mas não reclamava. Dizia que tudo era importante para que ela crescesse e pudesse nos ajudar a crescer também no futuro. Aos domingos, no entanto, mamãe se recolhia no quarto e dormia até mais tarde. Era seu momento de descanso e ninguém podia interrompê-la. O repouso para ela era sagrado.

Pelo menos duas vezes ao mês, ela e meu pai saíam para dançar. Meu irmão e eu detestávamos aquela programação, mas éramos obrigados a ir junto. Ela não se importava com nossa cara feia e apenas dançava e dançava. Voltava feliz e pronta para mais uma semana intensa de aulas e obrigações. Demorei anos para entender que minha mãe estava me dizendo, ali, que ela era a prioridade dela e nem mesmo os filhos tinham o direito de dizer o contrário. Era o jeito que havia escolhido, dentro do que lhe era possível, para equilibrar as responsabilidades e os prazeres, conduzir a vida segundo suas aspirações e respeitar o próprio tempo com amor e coragem.

Hoje, vejo muitas mulheres que não se permitem esses mínimos momentos. Eu mesma nem sempre soube me colocar como minha prioridade. Incontáveis vezes, fiz coisas que não queria porque ainda

SEJA A SUA PRIORIDADE

não sabia agir diferente. Achava que deveria me comportar de determinados modos para não frustrar expectativas, ainda que, no fim, a maior frustrada fosse eu.

Em viagens, por exemplo, eu priorizava os lugares que todos queriam ir. Colocava os meus planos no fim da lista e rezava para que desse tempo. Cansei de contar as situações em que voltei para casa sem ter visitado o que desejava. Hoje, consigo conduzir as situações de outro modo. Não, não me tornei uma ditadora que precisa ser agradada a todo tempo. Apenas entendi que posso negociar com as pessoas nos mesmos termos e buscar prevalecer o que me faz bem. Como diz o ditado: o combinado não sai caro.

Essa capacidade, no entanto, veio com o tempo e depois de muitos ajustes internos. Precisei trabalhar a minha mente para entender que eu não seria uma boa mãe, esposa, profissional ou amiga se, antes de tudo, não estivesse sendo honesta comigo e meus desejos. Para isso, tive de aprender a expressar o que sinto sem me preocupar se estou desagradando a alguém. E, quando entendi o valor de me sentir a pessoa mais importante para mim, pude respeitar todo mundo que busca o mesmo. E esse ciclo, acreditem, é contagioso.

Se você deseja se deixar contaminar por essa plenitude, precisa estar preparada para soltar as cordas, abandonar a âncora que a mantém presa na expectativa do outro. O primeiro passo é se questionar: o que, afinal, faz de você quem você é? Ou melhor: quem você seria se você fosse você? Essa pergunta, que parece um trava-língua, é uma provocação para que você reflita sobre aonde quer chegar de verdade. Não estou falando de um lugar físico, mas de um estado de espírito em que você sinta bem-estar. Um jeito de ser no qual caibam seus gostos, seus prazeres e, principalmente, sua individualidade.

Muita gente só costuma se questionar sobre isso quando alguma tragédia acontece – como um acidente ou a partida de um ente querido. É o velho clichê: "Vi minha vida passar como um filme e entendi que tudo é efêmero demais. Agora vou valorizar cada minuto

MULHER REAL, LIVRE E PODEROSA

do meu tempo". Na maioria dos casos, porém, basta passar o susto para tudo voltar ao que era antes. Isso ocorre porque, na prática, não houve uma mudança real de comportamento. A rotina reencontra seu curso e os antigos maus hábitos se reacomodam.

Você não precisa que algo dessa natureza caia como um paraquedas na sua vida para conseguir olhar para si. Tampouco deve esperar ficar idosa, fase em que as mulheres, em geral, se permitem tirar o pé do freio e viver de modo mais independente.

Segundo a antropóloga e pesquisadora Mirian Goldenberg, autora do livro *A bela velhice*,[18] somente quando ficam velhas, as mulheres conseguem tirar o foco da opinião dos outros e priorizar o tempo para o próprio prazer, seus desejos e vontades. Depois de anos presas a uma vida cujo "eu" estava encoberto e subjugado pelas obrigações sociais e familiares, as mulheres passam a usar frases como "hoje sou livre" e "hoje posso ser eu mesma pela primeira vez na vida".

De acordo com Goldenberg, as ideias de se reinventar estão associadas ao fato de as mulheres fazerem, hoje, as coisas das quais mais gostam: estudar, ler, sair, conversar com as amigas, ter tempo para si, viajar.

> Muitas disseram que redescobriram prazeres deixados de lado em função do casamento e da maternidade. Tenho encontrado muitas mulheres de mais de 60 anos que não aceitam a invisibilidade e exibem seus corpos sem medo do olhar dos outros, sem vergonha das imperfeições e sem procurar a aprovação masculina. Para elas, a maior riqueza de suas vidas é a liberdade que conquistaram.[19]

---

[18] GOLDENBERG, M. **A bela velhice**. Rio de Janeiro: Record, 2013.

[19] GOLDENBERG, M. **A invenção de uma bela velhice**: projetos de vida e a busca da felicidade. Rio de Janeiro: Record, 2020.

O QUE, AFINAL, FAZ DE VOCÊ QUEM VOCÊ É? OU MELHOR: QUEM VOCÊ SERIA SE VOCÊ FOSSE VOCÊ?

PASSEIE COM A PESSOA MAIS IMPORTANTE DA SUA VIDA

Você pode viver essa revolução hoje mesmo. Como já falei e repito: *baby steps*, um passo de cada vez. Tire uns minutos e faça uma reflexão sobre seu comportamento no dia a dia. Diga a si mesma o que gosta de fazer e o que é inegociável para você. Pense no que faz você sorrir, o que a entristece ou enraivece. O que não aceita mais ouvir nem falar. Lembre-se de um hobby que ficou no passado porque faltou tempo (ou prioridade para ele).

Depois de pensar nessas questões, vários *insights* surgirão. Você vai se lembrar de instantes alegres e outros dolorosos, e todos eles vão lhe dar um direcionamento para onde olhar. Deixe vir o desejo livre de mudar infinitas coisas que acontecem rotineiramente. Claro, você sabe que não conseguirá mudar várias delas, ainda mais sob decreto. Essa é a hora em que você mesma deve fazer um filtro do que é possível alcançar e de estabelecer acordos consigo mesma.

Tente recordar algo que costumava realizar sozinha que a deixava contente. Pode ser um café no meio da tarde, uma ida ao salão, uma tarde na rede lendo um livro, uma aula de natação no clube, um momento de oração na igreja, uma caminhada no parque. Vale qualquer coisa que desperte em você a sensação de relaxamento e que lhe permita curtir a própria companhia.

Depois, escolha um hábito desses e comprometa-se a, daqui por diante, pelo menos uma vez na semana, repetir a experiência. Esse será o seu instante íntimo de resgate. Programe-se para não furar o compromisso com a pessoa mais importante de sua vida e aproveite cada segundo ao lado dela. Converse sobre o que desejar, confidencie seus sonhos, abra seu coração e escute o que ela tem a dizer. Siga sua intuição.

À noite, antes de dormir, registre como se sentiu. Compre um caderno bonito com ou sem pautas, como preferir, e faça dele seu diário. Você pode fazer isso, inclusive, todos os dias. Cultive o hábito de escrever ao menos duas páginas sobre suas emoções. Registre as situações que lhe chamam a atenção, o que você fez que a deixou motivada e o que a angustiou. Fale, sobretudo, dos instantes em que teve certeza de que estava agindo como alguém que se prioriza. Ou, pelo contrário, reflita sobre os episódios em que poderia ter agido diferente.

A escrita é uma ferramenta poderosa de autoconhecimento. Por meio dela, você consegue se ver de fora e acompanhar o seu progresso. Mantenho o hábito de escrever em diários desde a adolescência. Quando estou sozinha com minhas palavras, tiro todas as angústias do peito e me liberto, sem qualquer julgamento. Adoro revisitar as páginas do passado e me reconectar com todas as Nubianas que fui e sou.

Se você é do tipo que usa justificativas como "não sei escrever bem" ou "fico travada diante do papel em branco", experimente derrubar esse bloqueio. Você não precisa ser escritora de best-seller para se expressar com sinceridade. Apenas deixe o fluxo de pensamentos vir, sem filtros. Daqui a um tempo, você terá um imenso prazer ao revisitar esses dias em que uma transformação se instalava em sua mente e espírito.

SOBRE FALAR E SER OUVIDA

Sempre que penso no tema "seja sua prioridade", lembro-me de uma amiga muito querida. Quando a conheci, ela tinha fama de ser meio egocêntrica. Diziam que ela só fazia o que queria e não se importava com a opinião alheia. Cheguei à amizade com receios, confesso. Com o tempo, observei que era verdade: ela não se preocupava com o que os outros pensavam dela e insistia em fazer valer sua vontade. O curioso é que, apesar dos comentários, ela não me parecia egoísta nem alguém que agia por mera vaidade.

Um dia, tomei coragem e perguntei se ela sabia o que falavam sobre ela. A resposta me surpreendeu. Ela não se entristeceu nem tentou se justificar. Apenas disse: "Sim, eu sei e não levo em consideração. Aprendi a duras penas a pensar primeiro em mim e a buscar realizar minhas vontades. Não tenho vergonha de admitir que me sinto a pessoa mais importante do (meu) universo nem de me posicionar quanto ao que penso. É isso o que me ajuda a manter o equilíbrio para dar conta de tudo com o que preciso lidar – e não é pouco – e a cuidar bem da minha família. Além disso, mostro aos meus filhos que eles também devem ser a prioridade deles, e não há nada de errado nisso. Espero que eles cresçam e também possam ser livres".

Passei um tempo pensando naquelas palavras. Era bonito ver alguém não ter medo de verbalizar os próprios desejos, mesmo sob o risco de ser tachada de egoísta. Foi aí que me caiu uma ficha importante. Não era porque se colocava em primeiro lugar que ela havia se tornado capaz de falar abertamente sobre seus sentimentos, mas o contrário: quando começou a se comunicar melhor, expressando o que estava em seu coração, ela subiu de patamar e passou a se ver como uma pessoa que merecia ser ouvida, valorizada e, acima de tudo, respeitada.

==A comunicação é o elo entre todos os seres humanos. Quando dizemos algo ao outro (inclusive aos animais), queremos erguer uma ponte, estabelecer uma troca ou experiência.== Se essa conexão não acontece de maneira clara, surgem os ruídos e, consequentemente, instala-se uma divergência de expectativas. Por isso é tão importante falarmos com honestidade sobre aquilo que pensamos, sentimos e desejamos, usando uma linguagem que seja entendida e nos traga um retorno também claro e direto.

O problema é que, no mundo adulto da vida real, muita gente tem medo de dizer a verdade, seja por receio de frustrar alguém, por não ser aceito ou por parecer arrogante (ou fraco). Para evitar qualquer desgaste, a saída, então, é apelar para o atalho do fingimento ou amargar a consequência de absorver coisas e situações indesejadas. Com as mulheres, esse jogo de esconde-esconde é ainda mais cruel, pois ajuda a reforçar o silenciamento feminino e a ideia equivocada de que mulher não tem o direito de ser dona da própria voz.

Tente se lembrar, por exemplo, das inúmeras vezes em que você:

1. disse sim quando gostaria de ter dito não (e vice-versa);
2. aceitou convites sem vontade;
3. pensou uma coisa, mas, por falta de coragem, disse outra;
4. não pediu ajuda;
5. não disse o que gostaria de fazer e teve de aceitar a proposta de outras pessoas;
6. não conseguiu se defender de alguma acusação;
7. não disse que se sentiu humilhada ou magoada por alguém;
8. não foi sincera quando lhe perguntaram algo;
9. não perguntou algo de que gostaria de saber;
10. não tentou negociar acordos profissionais por medo de represálias.

Todas nós já vivemos uma dessas situações, e é normal se sentir acuada diante de algumas delas. Porém, se você quer ser sua prioridade, terá de encarar esses medos e aprender a se expressar de modo a marcar sua presença e seus desejos perante os outros. No começo, até abrir a boca parece difícil. As palavras escorregam, o coração bate mais rápido. Será preciso se manter firme e tentar, do seu jeito, dizer o que você quer dizer. E lembre-se: a verdade é o elemento mais libertador desse processo.

Vale registrar que ser honesto na comunicação nada tem a ver com ser grosseira. Pode parecer óbvio ressaltar isso, mas muita gente acha que o velho "dizer na cara" é um ato de sinceridade. Não é. Para estabelecer uma ponte com o outro, todos nós queremos, antes de tudo, ser ouvidos. E ninguém presta atenção na mensagem se esse outro está gritando, sendo irônico ou aparentando desprezo pelo diálogo.

SE VOCÊ QUER SER SUA PRIORIDADE, TERÁ DE ENCARAR ESSES MEDOS E APRENDER A SE EXPRESSAR DE MODO A MARCAR SUA PRESENÇA E SEUS DESEJOS PERANTE OS OUTROS.

SEJA A SUA PRIORIDADE

Um estudo[20] muito famoso realizado na década de 1970 pelo professor Albert Mehrabian, da Universidade da Califórnia (UCLA), mostra que, quando estamos falando com alguém sobre nossos sentimentos e atitudes, nossa comunicação verbal tem um peso de 7%, as expressões faciais têm 55% e o tom de voz, 38%.

Ou seja, no discurso, precisamos ser verbalmente consistentes no que queremos comunicar, pois, caso a pessoa que interpreta a informação perceba alguma inconsistência, ela se valerá do não verbal para formular uma impressão do que foi dito. Quer uma prova disso? Experimente dizer a alguém que está muito feliz, mas não sorria. Você não será muito convincente na comunicação, pois, nesse caso, sua expressão facial parecerá incongruente com suas palavras.

Outra teoria que tem sido muito utilizada para melhorar a comunicação, principalmente em casos de conversas difíceis, é a Comunicação Não Violenta (CNV), desenvolvida pelo psicólogo norte-americano Marshall B. Rosenberg, autor do best-seller *Comunicação Não Violenta: técnicas para aprimorar relacionamentos pessoais e profissionais*.[21]

Segundo o autor, a CNV é um processo de comunicação que nos ajuda a reformular a maneira pela qual nos expressamos e ouvimos os outros. Seu objetivo é utilizar a escuta ativa e empática para sermos mais autênticos e honestos, mesmo em condições adversas, e substituir velhos padrões de defesa, recuo ou ataque diante de julgamentos e críticas em respostas conscientes baseadas na percepção do que estamos percebendo, sentindo e desejando.

Marshall explica que os princípios da CNV estão em utilizar quatro elementos para estabelecer conexões verdadeiras consigo mesmo e com os outros. São eles: observação, sentimentos, necessidades e

---

20 MEHRABIAN, A. **Silent messages**: implicit communication of emotions and attitudes. Belmont: Wadsworth Publishing Company, 1981.

21 ROSENBERG, M. B. **Comunicação Não Violenta**: técnicas para aprimorar relacionamentos pessoais e profissionais. São Paulo: Ágora, 2021.

pedidos. Em resumo, primeiro é preciso observar o que está acontecendo sem julgamentos nem preconceitos. O intuito é identificar o que nos agrada ou não na ação da outra pessoa. Segundo, devemos perceber como nos sentimos. Em terceiro lugar, identificamos quais são as nossas necessidades que estão relacionadas a esses sentimentos. Por fim, focamos o que desejamos da outra pessoa e fazemos um pedido específico ligado a ações concretas.

Um exemplo prático de aplicação dos quatro elementos é o de uma mãe se comunicando com o filho adolescente: "Roberto, quando eu vejo duas bolas de meias sujas debaixo da mesinha e mais três perto da TV, fico irritada, porque preciso de mais ordem no espaço que usamos em comum. Você poderia colocar suas meias no seu quarto ou na lavadora?".

Quando esse tipo de comunicação é estabelecido, conseguimos dizer, honestamente, o que sentimos e do que precisamos e, assim, ouvir o outro e seus sentimentos. Dessa maneira, é mais provável que as partes envolvidas estabeleçam um vínculo e cheguem a um acordo do que pode ser feito ou transformado. Esse é apenas um pequeno resumo do que é a CNV na prática, e eu sugiro que, caso se interesse, você se aprofunde na teoria e entenda por que ela tem sido tão utilizada em todo o mundo.

SEU CORPO, SUAS REGRAS

A família é o melhor ambiente para você praticar uma comunicação condizente com seus sentimentos. A partir de agora, você vai tentar expressar o que deseja de modo claro, calmo e consciente. Antes de falar, escaneie seu estado de espírito, suas emoções e seja coerente com o que pode entregar no momento. Fazer acordos é, também, um bom método para estabelecer uma relação de compreensão e confiança.

Se alguém precisa de sua ajuda, por exemplo, e você não pode atender no momento porque está ocupada fazendo algo importante

SEJA A SUA PRIORIDADE

para si, apenas diga: "Agora não posso ajudar. Pode ser depois?". Quando chega em casa e seu filho a chama para brincar, mas você prefere ficar deitada, pois o dia foi pesado demais, troque a brincadeira forçada por "Filho, estou cansada e preciso relaxar um pouco. Prometo ficar com você amanhã".

Com a prática, situações como essas, que faziam você se sentir culpada no passado, vão se tornar normais. Algumas pessoas, certamente, estranharão, mas não coloque isso na sua conta. Mudar certas estruturas nas relações leva tempo, e você precisa ter constância, e não pressa. Para as crianças, esse é um valioso ensinamento sobre respeitar os limites do outro e crescer sabendo valorizar o próprio tempo e disponibilidade. No futuro, elas vão compreender que tudo isso foi importante para que a maternidade não se tornasse um peso e que a individualidade é o bem mais precioso para todas as pessoas.

Nos relacionamentos afetivos entre casais, verbalizar sentimentos e desejos é sempre um grande desafio. Tendemos a omitir o que, de fato, pensamos, seja para evitar conflitos, seja por medo de sermos julgadas. Esse é um grande paradoxo, afinal, deveria ser natural falar com os(as) parceiros(as) que escolhemos para caminhar ao nosso lado, com quem dividimos a cama e a vida.

O sexo é um exemplo claro disso. Recebo diariamente depoimentos de mulheres que não conseguem conversar com seus(suas) companheiros(as) sobre o que gostam, o que lhes causa prazer ou dor. São mulheres que, há anos, suportam relações sexuais sem ter orgasmo, por não serem capazes sequer de tocar no assunto. Sentem vergonha, medo, pudor. Muitas se dizem humilhadas ou invisíveis. Outras compartilham com amigas as fantasias que gostariam de realizar, mas têm receio de serem mal interpretadas ou condenadas. A maioria delas afirma que se sente como a única responsável por manter o casamento aceso, sem receber nenhuma iniciativa dos maridos, porém preferem manter o silêncio a cobrar qualquer atitude.

> **MUDAR CERTAS ESTRUTURAS NAS RELAÇÕES LEVA TEMPO, E VOCÊ PRECISA TER CONSTÂNCIA, E NÃO PRESSA.**

A única maneira de quebrar essas barreiras é abrir uma janela de diálogo. Por mais difícil que seja, não há outra saída senão pela comunicação. Se seu(sua) companheiro(a) faz algo na hora do sexo que você não curte, fale. Diga também o que gostaria de experimentar, busque acordos. Quando uma pessoa não está feliz, o sexo não pode ser vivido em toda sua potência e satisfação. Para ser bom, deve ser bom para todos.

Uma técnica para começar esse tipo de conversa é olhar no olho e destacar, primeiro, os pontos positivos da relação sexual. Fale do que é agradável, do que lhe dá prazer. Somente depois relate o que você não gosta ou não quer mais fazer. Evite o uso de "mas", um advérbio que tende a soar como "apagador" do elogio, e seja sempre honesta.

O que você pode dizer: "Gosto quando estamos juntos e você me fala tal coisa. Fico excitada quando você explora meu corpo dessa ou daquela maneira. E também quero pedir que você evite me tocar de determinado jeito porque isso me causa desconforto e enfraquece minha vontade de estar 100% presente nesses nossos instantes. E, quando consigo me sentir mais relaxada, tudo fica mais prazeroso para nós dois". Em seguida, você deve perguntar se pode contar com a compreensão do outro e se compromete, também, a mudar algo que, porventura, esteja provocando desconforto ou desinteresse.

SEJA A SUA PRIORIDADE

Lembre-se de que a comunicação é, antes de tudo, uma troca. Se quer ser ouvida, você precisa escutar o outro com atenção e estar disposta a chegar a um ponto de equilíbrio. Nesses momentos de diálogo, exercite a prática de refletir sobre o que ouviu e verifique se, de fato, compreendeu a mensagem em questão. Uma forma de fazer isso é perguntar ao outro: "Posso dizer o que entendi, e você me corrige se eu estiver errada?". Esse é um modo valioso de evitar mal-entendidos e mostrar que você está interessada em manter uma conversa empática e enriquecedora para ambos.

Esse conjunto de técnicas é uma forma de alinhamento de expectativas que serve para todas as situações, inclusive na vida profissional. Você pode utilizá-lo para negociar acordos com seus superiores ou subordinados e estabelecer uma ponte em que as pessoas não ultrapassem seus limites nem a tratem como alguém que aceita tudo sem questionar. O preço disso você já conhece, e não é algo que deseja mais pagar, certo?

É importante finalizar este capítulo com uma explicação: assim como as estradas, a vida não é uma linha reta e contínua de acontecimentos. Em certos momentos, vamos precisar pegar algumas curvas sinuosas, fazer pausas. Isso não quer dizer, entretanto, que precisamos deixar de ser nossa prioridade.

O nascimento de um filho é uma dessas situações. Um bebê, durante certo tempo, precisa de toda nossa energia e disponibilidade. Até que essa dependência diminua, ficamos integralmente conectadas com suas necessidades e é natural que isso ocorra. Costumo dizer que etapas como essas são *pit stops* necessários e, depois deles, a corrida continua. Não em direção a uma linha de chegada, mas ao encontro de nossos sonhos e propósitos. E, desde que continuemos a estar no nosso próprio pódio, a vitória já está garantida: seu nome nunca mais sairá do topo da lista.

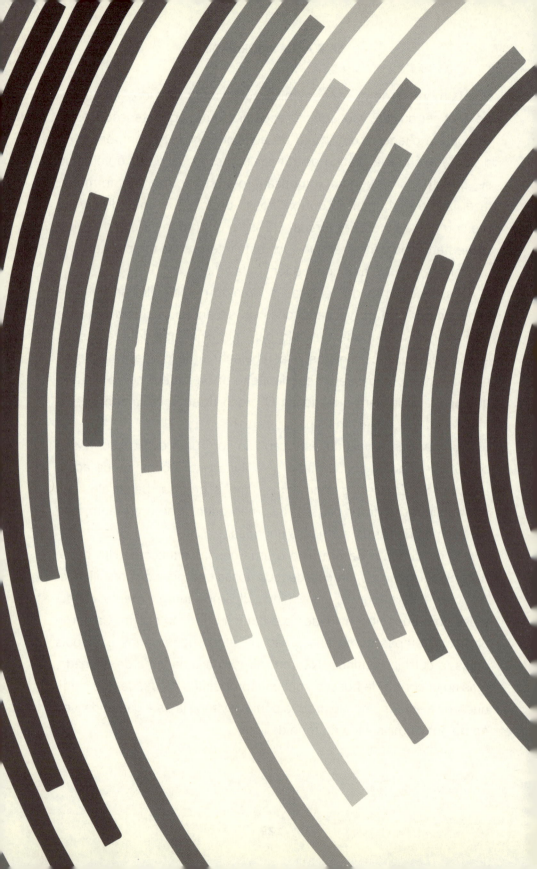

CAPÍTULO 7

PERCEBA-SE, CUIDE-SE, AME-SE

A coisa mais incrível de começar uma jornada de autoconhecimento é descobrir que esse é um caminho sem volta. À medida que aprendemos a nos enxergar como prioridade e a não ter medo de olhar para nosso próprio umbigo, somos tomadas por um desejo intenso de estreitar a relação com nós mesmas e de alcançar voos cada vez mais altos. Dia após dia, vamos percebendo que a vida pode ser melhor e que se reconhecer como uma mulher inteira é uma das maiores satisfações humanas.

Talvez você ainda não tenha chegado ao estágio de amor-próprio, e não há qualquer problema nisso. O mais importante você já adquiriu: a consciência de que pode ser quem quiser ser, independentemente do tempo que leve para isso acontecer. É essa compreensão que a levará adiante, galgando degrau por degrau até chegar ao topo, de onde poderá contemplar uma existência livre de cobranças, culpas e pressões. Nessa subida, será fundamental que você se aproprie dos "4 As do crescimento pessoal": autocompaixão, autoestima, autoconfiança e autocuidado. Cada uma dessas habilidades servirá para moldá-la enquanto um indivíduo único, dono do próprio nariz e apto a realizar as próprias escolhas.

Vamos começar pela autocompaixão, algo que você já conhece. Já falamos bastante da necessidade de adotarmos um comportamento de empatia conosco quando as coisas não saem como planejado. Porém nunca é demais reforçar: em situações de fracasso ou dor, tenha por você a atitude de amparo e positividade que você tem com os outros. Pegue leve consigo mesma. Não foi dessa vez? Perdoe-se e não desanime. Na fragilidade, tudo o que você não precisa é engrossar o caldo da infelicidade com julgamentos e dedos apontados para si. Ter autocompaixão a ajudará a olhar com clareza para seus problemas e a encontrar uma maneira de se reerguer com dignidade. Pratique-a sem moderação.

O segundo A é o da autoestima, palavra repetida à exaustão como uma das mais desejadas características da vida moderna. Mas você sabe o que ela significa? Por definição, autoestima é o conjunto de valores ao qual cada pessoa se atribui e que se reflete em uma atitude positiva, ou negativa, em relação a si mesma. Muitas vezes confundida com vaidade, a autoestima vai muito além de gostar ou não de si e da própria aparência (o que também é importante, claro); tem a ver com o modo como nos percebemos no mundo e como nos relacionamos com as pessoas ao nosso redor.

Um indivíduo com alta autoestima se enxerga como alguém forte, determinado e capaz de enfrentar as mudanças que a vida apresenta. Ele respeita quem é – aliás, faz questão disso – e se aceita sem a necessidade de viver em eterna competição consigo mesmo. Não se sente devedor de uma dívida impossível de pagar nem vive em busca de um jeito inatingível de ser. E isso acontece não por ser acomodado ou passivo, mas porque se sente bem dentro da própria pele e é feliz assim.

Por outro lado, pessoas de baixa autoestima vivem em constante insatisfação: sentem-se inferiores e incompetentes, criticam-se excessivamente e não se veem como pertencentes a nenhum lugar. Agem como se estivessem mergulhadas na culpa por não levarem a vida que desejam. Portanto, diante de adversidades, ficam mais vulneráveis, pois não acreditam no próprio potencial para driblar situações negativas ou desafiadoras. A vida, para elas, é uma reclamação sem fim.

Se essa é sua condição hoje, tenho uma boa notícia: é possível reverter esse quadro. A construção da autoestima ocorre ao longo da vida e pode, sim, ser modificada. Tudo é uma questão de treino. Quando mudamos a forma de visualizar nossas perspectivas e habilidades, recuperamos uma boa referência de quem somos. Para isso, você terá de mergulhar de cabeça em busca do equilíbrio e precisará adotar hábitos que ajudem a identificar a força que carrega aí dentro. Isso, obviamente, leva tempo, investimento na saúde mental e muita disposição para persistir quando o bichinho da autossabotagem vier falar ao ouvido.

O primeiro passo desse processo é mudar a imagem que você tem de si. Se ao ficar diante do próprio reflexo seu sentimento é de descontentamento, estranheza ou até repulsa, acenda sua luz de alerta. E aqui não estou falando (ainda) de estética, mas da essência que você enxerga no outro lado. Você se admira? Consegue enxergar seus pontos fortes? Reconhece todas as vezes que tombou por algo que deu errado, mas soube se levantar e recomeçar? Ama estar em sua própria companhia?

Caso tenha respondido "não" para a maior parte das perguntas, está na hora de reconstruir sua autoimagem, pois sentimentos negativos dessa natureza são os responsáveis por fazer você duvidar do que pode realizar. É preciso combatê-los assim que despontam. Para isso, sempre que um pensamento surgir, questione o porquê de ele estar ali. Tente compreender de onde ele vem e diga a si mesma que esse sentimento não define quem você é. Use seu potencial a seu favor e seja íntegra consigo.

Não tenha medo de enfrentar suas fraquezas e fazer sobressair o que você tem de bom. Quais são suas principais qualidades? Explore-as. Se você é boa em fazer amigos, por exemplo, utilize essa capacidade para se cercar de pessoas que a inspiram – mas não se compare com os outros. Pare de preencher lacunas internas com gente tóxica e sugadora de energia: você não é refém das emoções alheias, e ninguém deve ditar o que você sente ou como se comporta. Lembre-se sempre: você é sua principal motivadora, e o universo devolverá o que você entrega. Se você se ama e se respeita, é assim que o mundo a enxergará. Do contrário, não espere receber dos outros algo que nem sequer você consegue se proporcionar.

Faça a seguinte analogia: imagine-se como uma startup, uma empresa nova e em fase de captação de investidores no mercado. Você precisa vender sua imagem de força e potencial de crescimento. O que faria nessa situação? Promoveria seus aspectos positivos? Falaria das conquistas que já obteve e como chegou até elas? Usaria seus recursos para buscar conhecimentos e aplicá-los em inovações e melhorias?

MULHER REAL, LIVRE E PODEROSA

Um termômetro para responder como você tem cuidado do futuro da "empresa-do-eu" pode estar no modo como você lida com elogios. Pessoas de baixa autoestima, geralmente, tendem a não saber receber comentários positivos sobre si ou sobre algo que tenham feito e ficam constrangidas diante do outro. Se elogiam sua roupa, por exemplo, elas se esforçam para dizer que foram baratas, compradas na promoção. No trabalho, são comuns diálogos do tipo:

– Adorei seu texto. Ficou muito bom, parabéns.

– Ah, não gostei muito do resultado. Poderia ter melhorado a introdução, feito um parágrafo diferente. Não está 100%.

Isso acontece porque o cérebro se esforça para buscar coerência nos estímulos que recebe do mundo. Assim, quando uma pessoa está alinhada a uma percepção negativa de si, ela não se sente merecedora do elogio e tenta reafirmar externamente o que está por dentro dela (tristeza, medo, angústia, baixa autoestima, falta de autoconfiança). No fundo, essa pessoa se sente tão miserável que, caso agradeça as palavras positivas, parecerá convencida ou arrogante.

==A única forma de sair desse ciclo vicioso de autodepreciação é responder aos elogios com uma expressão de gratidão.== Seja simples. Diga somente: "Muito obrigada pela gentileza". Se, por acaso, você achar que a outra pessoa não está sendo honesta no elogio, não mude seu comportamento por isso. Apenas diga: "Muito obrigada". Experimente fazer disso um hábito e observe como impactará na sua autoestima.

Nem sempre estamos na melhor fase, sabemos disso. Porém, quando permanecemos em movimento, buscando alinhar corpo, mente e espírito, o resultado vem. Daqui a alguns anos, você vai agradecer por ter tomado uma atitude hoje. Haverá dias de calmaria, outros de tempestade; em todos eles, acione sua sensibilidade para desenvolver uma relação responsável consigo. Imagine que a autoestima é como uma planta que precisa ser regada diariamente. Quando começar a crescer, haverá sombras, flores e frutos. Tudo isso será parte da mulher real que você é. Abrace-a. Deixe-a ser livre para viver relacionamentos que valham a pena, ter empregos nos quais se sinta valorizada e buscar experiências para conhecer o que tem vontade.

SOU BOA O BASTANTE? SIM.

O terceiro pilar a ser caçado como um tesouro secreto é o da autoconfiança, que nada mais é do que a crença pessoal na própria capacidade de realizar algo. Você deve ter em mente o exemplo de alguém autoconfiante. Em geral, são pessoas destemidas, que não têm medo do imprevisível, enfrentam desafios de cabeça erguida e, mesmo quando algo vai mal, voltam ao início e começam de novo.

Já as pessoas sem autoconfiança vivem o tempo inteiro com receio, seja do fracasso, da opinião alheia, de serem rejeitadas ou malsucedidas. Por não se sentirem capazes de passar por dificuldades sem sofrimento, tendem a ser inseguras, evitam conflitos e possuem aversão ao risco. A consequência desse tipo de comportamento é uma vida limitada e sem muita chance de expansão pessoal ou profissional.

É possível identificar a autoconfiança de maneira clara em atletas de alto rendimento. São pessoas que passam a vida inteira sob pressão de treinamentos intensos e cobranças externas, e precisam provar toda essa dedicação em poucos minutos (às vezes segundos!). Muitas vezes, não são os mais bem preparados que levam a medalha de ouro, mas quem consegue se manter equilibrado e explorar os próprios talentos e forças.

Tente se lembrar de uma disputa de vôlei nas Olimpíadas. Já vi muitas partidas em que o placar estava praticamente decidido por um dos times, mas a equipe oponente conseguiu virar o jogo e vencer no *tie-break*. Nessas horas, sinto que é a autoconfiança que entra na quadra, veste a camisa e sopra no ouvido de cada jogador: "Vai lá. Você pode. Não desista. Ainda há tempo". E, mesmo que isso não ocorra com toda a equipe, o sentimento acaba se espalhando e afetando o time inteiro. Sempre fico impressionada quando essas situações acontecem porque me provam, mais uma vez, que nossos recursos internos são poderosas alavancas da vida. Tudo o que temos a fazer é saber utilizá-los.

Eu mesma nem sempre fui autoconfiante. Vivi muitos episódios de medo de fazer algo que queria muito, porém não me considerava suficientemente preparada. A perna gelava, o frio na barriga vinha e se instalava. O que me fez mudar foi a vontade de me enfrentar e me fortalecer para alcançar os objetivos que eu tinha em mente. Por isso, repito: é puro treinamento. Nosso cérebro é capaz de aprender qualquer coisa desde que seja treinado para isso.

Em situações de desafio, eu lutava contra meus temores e continuava como podia. Por fora, eu era um furacão, segura de mim e pronta para qualquer batalha. Era a Nubiana decidida que todos viam e aplaudiam. Por dentro, estava apavorada, mas não desistia. Vestia minha melhor armadura, firmava os dois pés no chão e procurava dentro de mim toda a bagagem que havia me levado até aquele instante.

Foi essa persistência que me moldou – e ainda molda – a desenvolver a autoconfiança de me sentir verdadeira. Quando entendi isso, ninguém nunca mais tirou de mim a certeza de quem sou, o que posso fazer e aonde quero chegar. As pessoas, em contrapartida, passaram a enxergar uma Nubiana também diferente, mais autêntica e livre. Uma pessoa inteira que aprendeu a respeitar a própria individualidade e, inclusive, a do outro. Quem já assistiu a uma das minhas palestras sabe disso. Hoje sou o único obstáculo que me separa da minha melhor versão e não tenho medo, nem vergonha, de estar em contínuo aprendizado.

É muito comum, quando a autoconfiança de uma mulher é baixa, a entrada em cena de um poderoso elemento, capaz de paralisar até mesmo as profissionais mais incríveis e competentes em suas áreas de atuação: a síndrome da impostora. Esse sentimento, cada vez mais discutido em empresas de todo o mundo, é uma crença que amedronta a mulher, que a convence de que ela não é boa nem competente como todos imaginam.

Por mais que tenha obtido inúmeras conquistas, ela não consegue se perceber como merecedora e acredita que esses resultados positivos são fruto de mera sorte ou acaso. Por isso, sente ansiedade depois de situações de sucesso, vive com medo de não conseguir repetir outros feitos e acredita que, a qualquer momento, as pessoas descobrirão que ela é uma fraude. Em sua cabeça, sente-se uma enganadora.

Apesar de acometer ambos os sexos, especialistas defendem que a síndrome da impostora é uma condição mais frequente entre as mulheres e que tem início ainda na infância. Uma explicação pode ser o excesso de cobrança e a busca pela perfeição estimulada nas meninas. Quando adultas, elas tendem a se colocar em uma posição de desconfiança de si – enquanto os homens, em geral, superestimam suas conquistas – e são vítimas de uma autocrítica excessiva, de autossabotagem, procrastinação e, até mesmo, ingratidão.

Michelle Obama, ex-primeira-dama dos Estados Unidos, admitiu ter sofrido dessa síndrome desde a juventude. Em seu livro *Minha história*,[22] ela conta que, quando chegou à Casa Branca, após a eleição do seu marido, Barack Obama, precisou acionar uma estratégia de resgate da autoconfiança utilizada desde que era uma adolescente negra lutando por espaço em uma sociedade racista:

> Aquele momento fez reviver em mim um antigo mecanismo interno de chamada e resposta que eu usava desde a época do ensino médio, quando me via tomada pela insegurança ao chegar à [escola] Whitney Young. Foi quando aprendi que a confiança, às vezes, tem que ser invocada de dentro. Desde então, repetia as mesmas palavras a mim mesma em inúmeras ocasiões desafiadoras. Sou boa o bastante? Sim.

---

22 OBAMA, M. **Minha história**. Rio de Janeiro: Objetiva, 2019.

O AMOR TEM O PRÓPRIO TEMPO PARA ACONTECER E, QUANDO ELE SE INSTALA, VEM PARA FICAR.

A técnica de Michelle é realmente poderosa. Ao reafirmar para si o próprio potencial, você se apropria da sua capacidade e afasta o pensamento autodestrutivo. Nessas situações, você também pode experimentar avaliar seu trabalho com um olhar técnico, verificar com seus pares ou clientes o nível de satisfação de suas entregas e estar aberta a aprender novas coisas.

Você não precisa ter respostas prontas para tudo o tempo inteiro. Permita-se viver em constante evolução de aprendizado e aceite suas vulnerabilidades. Além disso, fique atenta: por se tratar de um quadro mental, capaz de alterar substancialmente sua vida (pessoal ou profissional), se você achar que pode estar sofrendo desse mal há anos, sem perceber qualquer sinal de progresso, a melhor indicação é procurar ajuda especializada.

POSES DE AUTOCONFIANÇA

A autoconfiança é como um músculo que precisa ser exercitado todo o tempo. Não existe uma fórmula única de como fazer isso: você precisa encontrar o que faz sentido na sua realidade. Se você se sente mais confiante quando pratica exercícios físicos no início do dia, por exemplo, invista nisso. Pode ser, também, por meio de mais leitura, meditação ou práticas de respiração. O mais importante é que você observe como se sente durante o dia, identifique as situações em que a confiança está mais fraca e busque viver sempre no momento presente: não fique presa ao que já passou, nem viva com o pensamento no futuro.

Uma técnica excelente para esse processo é praticar as chamadas "poses do poder", desenvolvidas por Amy Cuddy,[23] psicóloga estadunidense e professora da Universidade Harvard.

---

23 CUDDY, A. Your body language may shape who you are. **TED**, jun. 2016. Disponível em: https://www.ted.com/talks/amy_cuddy_your_body_language_may_shape_who_you_are. Acesso em: 15 jan. 2022.

Ela defende que, assim como a mente pode mudar o corpo, o contrário também ocorre. Segundo os estudos dela, quando nossa linguagem corporal assume posturas de poder, nossos hormônios reagem – a testosterona sobe e o cortisol diminui –, resultando em uma sensação interna de confiança que é percebida pelas pessoas ao redor. Ela diz: "Nosso corpo muda a nossa mente. Nossa mente muda os nossos pensamentos. Nossos pensamentos mudam o nosso destino".

De acordo com Cuddy, ainda que, por dentro, você não se sinta confiante, ao "fingir" para seu cérebro, você passa a ter uma resposta imediata de mais poder. Ela conta que começou a pesquisar essas trocas entre corpo e mente quando um acidente de carro na juventude lhe causou uma lesão cerebral que fez seu QI reduzir significativamente. Ela, que sempre tinha sido vista como uma pessoa acima da média em questão de inteligência, viu sua identidade ameaçada.

O fato atrapalhou seus estudos e a fez desenvolver a síndrome da impostora durante a formação universitária. Amy passou a acreditar que não era boa o suficiente e pensou em desistir da vida acadêmica, mas, por incentivo de uma professora, começou a trabalhar sua imagem corporal para adquirir mais autoconfiança. Sua tática foi fingir até se tornar, verdadeiramente, alguém que acreditava no próprio potencial. O resultado: hoje ela é professora da Harvard Business School e sua palestra no TED "Sua linguagem corporal pode moldar quem você é" já alcançou mais de 60 milhões de visualizações.

Quer colocar a técnica em prática? Antes de se submeter a situações de estresse e aprovações (uma entrevista de emprego ou uma conversa difícil, por exemplo), experimente ficar, por dois minutos, em uma postura de expansão do corpo. Pode ser como os atletas que comemoram a vitória, com os braços erguidos para cima em "V" e, até, vibrando com um "*yes*". Ou, como a clássica postura da Mulher-Maravilha, com a coluna ereta, as mãos empunhadas bravamente na cintura e o queixo reto e firme. Uma alternativa é alongar o corpo e colocar as mãos atrás da cabeça, demonstrando relaxamento e segurança.

Preciso deixar ressaltado aqui que adotar posturas corporais mais expansivas de fato ajuda as pessoas a se sentir mais poderosas. No entanto, não é o suficiente para recuperar a autoconfiança. Essa é uma construção que depende de uma série de outras mudanças e precisa começar sobretudo pela consciência de suas emoções e seu desejo de sair da caverna na qual tem vivido ao longo dos anos. Para isso, será fundamental partir para o próximo estágio dessa jornada: a prática do autocuidado.

SER AUTÊNTICA, SER LIVRE

Praticar exercícios todos os dias, alimentar-se bem, meditar, ler livros, ouvir músicas, beber água, respirar com calma, manter uma rotina de *skincare*. Talvez seja isso que vem à mente quando você pensa em autocuidado. Nos últimos anos, muito tem se falado sobre a importância de ter bons hábitos para promover a saúde do corpo e da mente. Sim, todas essas coisas são valiosas para quem deseja viver o presente e envelhecer bem. No entanto, autocuidado vai muito além disso: está menos relacionado ao modo como preservamos o bem-estar físico e mais à dedicação que empregamos para nos conhecer melhor. Por dentro, por fora, por todos os lados, cuidar-se é buscar se enxergar por inteiro. A gente não pode cuidar daquilo que nos é estranho.

==Quando estamos atentas a essa jornada íntima de autoconhecimento, aprendemos a identificar sentimentos, emoções, anseios, dores e desejos. E, ao nos apropriarmos de quem somos, podemos agir de maneira mais assertiva no que devemos fazer para evoluir e abandonar o que nos faz sofrer.== Não há uma reta de chegada, nem um caminho único para todas as pessoas. Abrimos essa trilha, cada uma de nós, segundo nossos valores, experiências e vivências individuais. O que funciona para mim talvez não funcione para você. O que importa é que, independentemente de nossas escolhas, todas estejamos mirando a autenticidade e a liberdade mais íntima.

MULHER REAL, LIVRE E PODEROSA

É esse estado emocional que nos permite viver sem julgamentos, sem culpas, sem o peso de ter de corresponder às expectativas que não são nossas. Somos livres para amar, acertar, errar e recomeçar quantas vezes for necessário. Passamos a nos perceber com mais gentileza e amor. O espelho, aquele inimigo de antes, torna-se um companheiro. Ele nos mostra alguém que merece ser feliz. Alguém que conhece as dores e delícias de ser quem é e que tem orgulho de cada pedra colocada no castelo que construiu. Ao nosso redor, tudo melhora: os relacionamentos, as trocas com os outros, o sexo.

Muitas mulheres passam a vida odiando o próprio corpo, insatisfeitas com a própria imagem e apegadas à falsa ideia de que somente a estética importa. Se você conhece de perto esse sentimento, é hora de deixar para trás os velhos padrões e fazer as pazes consigo mesma. Seu corpo é parte de você, não o todo. Seu corpo é sua casa, o lar em que seu espírito habita. É ele que a leva a ir em busca dos seus sonhos, de conhecer pessoas e lugares, experimentar sensações e colecionar memórias. Valorize cada parte dele como um tesouro intocável. Não permita que digam a você o tamanho ou a forma que seu corpo deve ter.

Se há algo na sua aparência que a incomoda, claro que você pode mudar e tornar-se mais parecida com o que deseja. No entanto, pergunte-se se essa é uma vontade genuína ou se você apenas se sente pressionada a caber em um modelo que não é (e talvez nunca seja) o seu. A sociedade nos leva a acreditar que há algo errado em nossa aparência. Somos gordas demais, magras demais, fortes demais. Ocupam-se dos nossos cabelos, pelos, unhas, seios, braços, pernas. Ditam regras quanto a nossas roupas e gestos. Nunca somos boas o bastante e há sempre uma dívida a pagar, um boleto da beleza a vencer a cada segundo – virou moda dizer que "tá pago" quando vamos à academia. A cobrança não tem fim.

Esse não é um protesto contra as atividades físicas ou a vaidade de modo geral, claro que não. Não há mal algum em desejar se sentir bonita. E fazer exercícios diariamente é, inclusive, uma recomendação dos especialistas em saúde como sendo a melhor estratégia a se adotar para conquistar uma longevidade plena e saudável.

A questão é que essa prática não pode ser encarada como uma prisão ou uma busca desesperada para atingir um tipo de corpo idealizado pela mídia. Suar ao se exercitar precisa dar prazer, gerar satisfação e proporcionar a sensação de dever cumprido não porque você quer se sentir igual às mulheres das capas de revista ou do Instagram, mas porque deseja experimentar o jeito mais honesto de ser você.

Lembro-me de um episódio que aconteceu comigo assim que me casei. Meu marido e eu estávamos na praia com alguns amigos quando vi uma moça tomando banho de mar. Na época, apesar de estar no que se considera "em forma", eu não me sentia confortável com meu corpo, principalmente em roupas de banho, e ficava imaginando o que as pessoas falariam. Vivia me comparando com outras mulheres. No fundo, achava que meu marido também me comparava, e isso me deixava insegura e ciumenta. Muitas vezes, discutíamos por isso. Naquela época, provavelmente, eu amava mais a ele do que a mim.

Já a moça na água, com seu corpo fora do padrão imposto pela sociedade, exalava liberdade. Ela mexia nos cabelos, fazia poses, sorria e tirava fotos como se ninguém estivesse olhando. E não era verdade: todos na praia, inclusive eu, estávamos paralisados, admirando uma pessoa que se sentia à vontade dentro da própria pele. Eu pensei: *essa é uma mulher livre. E é assim que eu também quero ser.*

(**NÃO PERMITA QUE DIGAM A VOCÊ O TAMANHO OU A FORMA QUE SEU CORPO DEVE TER.**)

A liberdade que ela emitia era a liberdade de espírito. Era uma escolha consciente de não se importar com ideias preestabelecidas do que é belo. Pensar naquela cena, por mais trivial que fosse, durante muitos anos me inspirou a construir minha autoimagem. Apesar das mudanças no corpo, vindas com duas gestações e a idade, aprendi a me aceitar como sou, a respeitar essa estrutura humana que me leva pelo mundo e a preservá-la cada vez mais. Minha autoestima e autoconfiança cresceram. Encontrei dentro de mim um amor que ninguém nunca poderia ou poderá me dar. Nem mesmo meu marido, filhos, amigos. Foi esse amor que me permitiu evoluir, despontar profissionalmente e compreender a importância do autocuidado para meu bem-estar físico e mental.

Hoje mantenho minha rotina de exercícios, busco comer de maneira saudável e invisto no equilíbrio como caminho para meu bem-estar. Tenho orgulho dos meus 42 anos e quero viver muitos outros. Há dias em que não consigo me sentir tão bem assim? Claro que há. E até mesmo nesses deixo vir o sentimento, acolho as lamentações, choro as pitangas e espero passar. Sei que na manhã seguinte – ou talvez em dois dias ou uma semana, quem sabe – as coisas encontrarão novamente o seu lugar e a cabeça se encherá de motivação para continuar reafirmando o amor que sinto por mim em primeiro lugar.

O QUE A VIDA QUER DE VOCÊ É CORAGEM

Vamos colocar essa transformação em curso e encontrar uma versão de você que se ama, se respeita e se cuida acima de tudo? Siga a equação: Quebrar Barreiras (QB) + Investir na Intimidade (II). A soma dessas duas iniciativas a levará a compreender melhor quem é e, consequentemente, a incorporar a busca pelo autocuidado como parte inseparável de sua natureza.

PERCEBA-SE, CUIDE-SE, AME-SE

Para colocar o fator QB em ação, você só precisa dar um voto de confiança a si mesma – algo que você já faz, o tempo inteiro, por todo mundo que ama. Ouse tomar decisões a partir de um olhar do que é bom para você. Arrisque-se a experimentar coisas que sempre quis, mas teve receio da opinião alheia. Finja que não tem ninguém olhando e vá. Sem vergonha. Se der medo, vá com medo mesmo. O que a vida quer da gente, como disse Guimarães Rosa, é coragem. Você vai precisar dela se quiser conhecer o melhor de si.

Pense nas pessoas que você conhece e admira por serem autênticas, sobretudo mulheres fortes, aquelas que irradiam luz, força, vitalidade. Elas também têm anseios, dúvidas, desgostos, dias de autoestima baixa. No entanto, o que lhes fala mais alto ao coração é o desejo de desbravar o mundo sem se pautar pelo outro. Elas se reconhecem enquanto seres humanos únicos e preservam seus valores sem nenhuma culpa – e pelo que se culpariam? Aprenda com elas. Inspire-se nessa liberdade; você também é capaz de voar se assim desejar.

Para isso, adote o segundo fator da equação (II) como um mantra no seu dia. Investir na própria intimidade é se apaixonar por si mesma. Quando começamos um relacionamento com alguém, fazemos o possível para dar nosso melhor. Mostramos nossos pontos fortes, tentamos neutralizar as fraquezas para agradar a pessoa com quem estamos, somos compreensivas com falhas e flexíveis com as limitações do outro. Que tal experimentar fazer o mesmo por você?

Estreitar esse relacionamento com a pessoa que você quer ser de verdade não é algo que lhe ensinaram na infância. A relação cresce e se fortalece nos detalhes, nos diálogos mais secretos, no arrastar dos minutos em silêncio. Ousar dar esse passo pode soar até como um desejo de andar na contramão da vida moderna, em que tudo acontece rápido demais e estamos sempre correndo. Não se preocupe com isso. O amor tem o próprio tempo para acontecer e, quando ele se instala, vem para ficar.

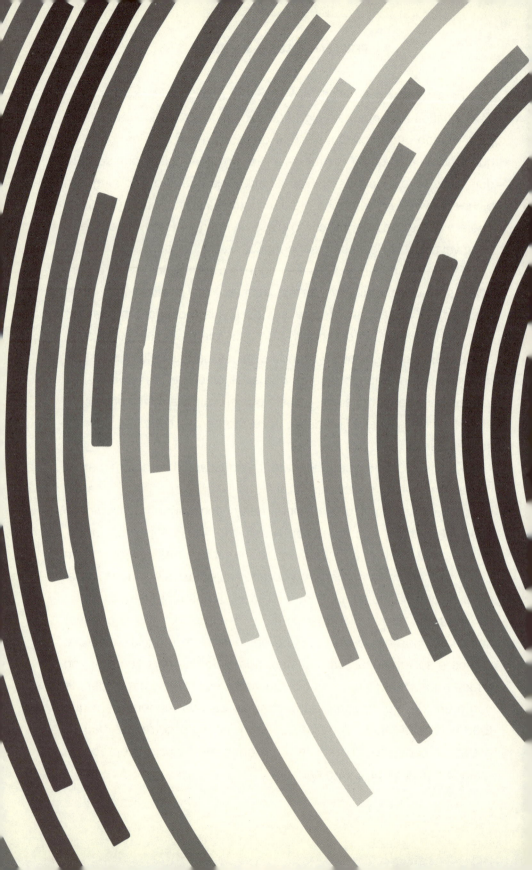

CAPÍTULO 8

A HORA DA AÇÃO

Todo projeto de sucesso começa com um plano de ação. Desde que comecei minha carreira, vejo essa premissa ser debatida em palestras, congressos, rodas de conversa e livros. Claro, você pode discordar e citar muitas experiências bem-sucedidas que surgiram por mero acaso, motivadas somente pela vontade de realização pessoal dos envolvidos. Sim, é verdade. Mas, a menos que tenha muita sorte e as coisas caiam no seu colo, sem qualquer esforço, você precisa se planejar para chegar a qualquer lugar – mesmo que seja dentro de si mesma.

Faça o seguinte exercício mental: imagine que você precisa chegar a uma importante reunião de trabalho às 8 horas de uma segunda-feira. Acontece que você não tem carro e mora a 20 quilômetros de distância do local do encontro. A pista é ruim e ainda há o risco de chuva. Você deixaria para pensar no transporte somente às 7 horas da manhã e arriscaria um momento crucial para sua carreira? Ou se planejaria com antecedência e avaliaria a melhor forma de chegar ao compromisso sem correria e em segurança? A não ser que goste de viver perigosamente e com fortes emoções, arrisco dizer que você escolheria a segunda opção.

Ter um plano de ação já é o próprio início da ação, pois significa seu comprometimento com algo que deseja muito realizar. É quase um contrato assinado consigo, atestando, passo a passo, tudo o que precisará ser feito para levá-la à sua tão sonhada meta. Não se trata de uma prisão nem de uma vigília cerrada sobre si, mas um norte para se orientar nessa caminhada que começa, sempre, pelo lado de dentro.

Em todos os meus anos de carreira, vi inúmeras formas de criar esse plano. Há modelos pragmáticos, complexos, cheios de firulas; e há também os mais simples e viáveis, mas, igualmente, capazes de provocar profundas transformações. Não há regras do que é certo ou errado, nem um só jeito de desenhar sua estratégia. A única exigência é que faça sentido para você, que possa ser medida e que comporte recomeços, sem culpas, sempre que você achar necessário – desde que essa não seja uma desculpa para você não seguir adiante, certo?

O plano de ação que uso é fruto de anos de convivência e partilhas com centenas de mulheres dos mais variados perfis. Ele é simples e facilmente aplicável na vida real. A única exigência, a partir de agora, é que você se permita experimentá-lo com o coração inclinado a semear mudanças e colher conquistas. Costumo dizer que é como decidir fazer terapia: se essa não for uma escolha consciente, o processo não avança, pois falta a entrega necessária para promover as turbulências internas que, apesar de dolorosas, conduzem até um porto de segurança e liberdade; ainda que esse seja um grande paradoxo.

AONDE VOCÊ QUER CHEGAR?

O passo número 1 do seu plano de ação é definir um alvo que pode estar ligado a qualquer área da vida: pessoal, profissional, física, financeira, afetiva ou espiritual, por exemplo. Imagino que, ao chegar até aqui, você já saiba – em luzes piscantes de neon – o que você gostaria de mudar para viver com mais leveza. Se isso ainda não estiver muito claro, você vai precisar se debruçar sobre suas reflexões mais íntimas e identificar aquilo que, caso fosse diferente, traria mais bem-estar aos seus dias. Pense nisso com calma e sem pressa.

Avalie o contexto ao seu redor, as pessoas com quem se relaciona, os gatilhos que causam dor e desconforto. É neles que você vai se aprofundar para entender o que aconteceria de positivo se as coisas não fossem como são. Uma forma de ter certeza do que você está buscando é imaginar como estaria no futuro se essa questão específica tivesse sido resolvida no passado. E atenção: sua meta deve ser algo que represente um grande valor na sua vida, pois, do contrário, na primeira dificuldade, você pode desistir dela.

A HORA DA AÇÃO

Talvez seu maior desejo seja, simplesmente, olhar mais para si e priorizar sua saúde física e mental. Você também pode sonhar com uma melhor forma de se comunicar com seus chefes ou subordinados e aliviar a tensão da rotina no trabalho. Ou, quem sabe, pedir o divórcio e mudar de país? O céu é o limite quando se trata de realizar as vontades da alma.

No entanto, vale destacar, seu objetivo deve estar no equilíbrio entre dois pontos: não pode ser algo quase inatingível, tampouco fácil demais. Na primeira situação, você se frustrará assim que perceber que, por mais que nade, nunca cruzará o oceano. No lado oposto, se for algo fácil de atingir, você não se sentirá desafiada nem motivada para correr atrás desse objetivo, e essa será mais uma iniciativa com nenhuma resolutiva em sua vida.

Uma metodologia muito aplicada na definição de metas, no meio empresarial, é a SMART. Segundo a técnica, seu objetivo deve ser: *Specific* (Específico), *Measurable* (Mensurável), *Attainable* (Atingível), *Relevant* (Relevante) e *Time-based* (Temporal). Em resumo, corra atrás de algo que seja muito importante e possa ser alcançado em um tempo determinado. Você precisará acompanhar seu progresso e fazer ajustes sempre que necessário.

Assim que essa etapa for concluída (e registrada no seu diário!), você vai listar tudo o que precisa fazer, em termos operacionais, para alcançar a meta. Não se preocupe em realizar tudo de uma única vez. O ideal é que você esgote cada passo antes de seguir para o próximo. ==O cérebro feminino não funciona no modo multitarefa, como nos fazem acreditar. Isso é uma grande balela inventada para nos sobrecarregar de funções.==

Digamos que seu contrato pessoal consigo mesma seja passar por uma transição de carreira, por exemplo. Você está, há anos, atuando em uma área com a qual já não se identifica mais, sente-se cansada de descascar os mesmos, e velhos, abacaxis e sonha em trabalhar em um segmento diferente. Seu dilema: o emprego atual paga um salário razoável, você tem um filho que ainda depende financeiramente de você e sente muito medo de dar um passo errado e, no fim, ficar ainda mais infeliz. Quais seriam as ações necessárias para sair desse ciclo?

Vamos a algumas possibilidades:

1. Fazer um novo currículo e enviar a empresas do segmento desejado;
2. Buscar treinamentos que aproximem você desse universo específico;
3. Inscrever-se em portais de recrutamento e seleção;
4. Conversar com sua rede de apoio sobre a questão e avaliar o impacto que pode vir com um recomeço;
5. Fazer contas e tentar guardar um pouco de dinheiro para essa nova fase;
6. Entrar em contato com pessoas influentes e pedir oportunidades.

Observe que todas essas ações citadas são de natureza logística; algumas medidas que ajudam você a se colocar em movimento para ir em direção ao que espera. Acontece que, sozinhas, essas ações não são capazes de operar grandes transformações. Para que elas cumpram seu papel, será necessário que você identifique e avalie as habilidades que terá de desenvolver em paralelo para provocar uma mudança de dentro para fora.

Tais competências estão relacionadas aos obstáculos que a afastam da sua recompensa final. O que você terá de enfrentar para seguir adiante e não desistir da busca? Onde estão seus pontos de distorção mais evidentes e que devem ser superados para que você se perceba progredindo no projeto de mudança? Conhecer essas barreiras, e lidar com elas, é algo do qual você não poderá fugir se estiver, de fato, interessada nesse processo.

A partir do momento em que você identificar as habilidades necessárias, começará a segunda etapa do seu plano: criar uma

A HORA DA AÇÃO

lista de ações para saber como ultrapassar esses desafios e permanecer firme em sua jornada de transformação. Parece complicado? Voltemos ao objetivo da transição de carreira.

Tente entender o que a paralisa quando você pensa em viver essa mudança. Vamos supor que seu maior medo – ao pensar em abdicar da segurança de um emprego e se jogar na incerteza de uma nova área – seja o fato de você não se sentir corajosa o suficiente. Você acredita que sente dificuldades diante do imprevisível da vida, acha-se uma impostora e nem de longe é adepta da autocompaixão: quando falha, você é seu maior carrasco.

Olhando por esses aspectos, seu desafio mais urgente será aprender a confiar mais em si mesma. Para isso, terá de elaborar um plano específico para o desenvolvimento dessa habilidade. Sua tarefa, portanto, será desconstruir a ideia que você tem a respeito da autoconfiança e criar mecanismos que a ajudem a treinar essa competência.

Vamos lá. O que uma pessoa autoconfiante faz? Algumas respostas possíveis são: ela não se deixa levar pela opinião dos outros; permite-se errar sem se punir pela falha; não tem medo de correr riscos se for para realizar uma vontade pessoal; fala o que pensa, mesmo que seja uma opinião fora do padrão. Pronto. Estão aí os pontos que deverão ser superados dia após dia em uma jornada (sem volta) para o autoconhecimento.

A construção desse segundo plano de ação é simples: depois de listar as situações que costumam ser gatilhos para sua falta de autoconfiança, crie para cada uma delas uma ação neutralizante. Tente se antecipar ao problema e descobrir, dentro de si, antídotos que serão acionados quando você se sentir pressionada ou amedrontada pela falta dessa habilidade. Essas atitudes predefinidas serão seu "banco de soluções preestabelecidas" e a ajudarão a não ter de pensar (e sofrer) tanto quando se deparar com um obstáculo.

Essa antecipação para resistir ao problema que causa desconforto é a estratégia que costumo chamar de "Arca de Noé". Se o dilúvio virá, é preciso que estejamos preparadas. Nesse caso, não será recolhendo animais para soltar depois da chuva, mas criando um padrão de comportamento capaz de suportar vendavais e se manter firme no propósito de evoluir. No fim, haverá sol, céu azul e muitas possiblidades de viver novas experiências.

No desenvolvimento da autoconfiança, quando sentir vontade, por exemplo, de compartilhar sua visão de determinado assunto, porém tiver receio de ser mal interpretada, force-se a responder conforme seus sentimentos. Se bater o medo só de pensar em pedir demissão, mentalize todas as suas qualidades, converse com o espelho, em voz alta, sobre o quanto você é uma excelente profissional e diga que as portas se abrirão para você em breve. Se desejar, crie espécies de mantras mentais para lembrá-la do seu talento e humanidade. Repita: "Vai dar tudo certo. Só estou assustada, mas vou superar".

Na sua busca pelo desenvolvimento da autoconfiança, você também pode incluir a prática do autoperdão e a tentativa de não se levar tão a sério. Pense comigo: que outras atitudes você pode tomar para destravar essa barreira e se tornar alguém que acredita em si? As estratégias do seu plano de ação para ajudá-la a incorporar esses novos padrões de comportamento são variadas e você terá de se apropriar das que falam mais alto aos seus instintos e impulsos. E nunca se esqueça de que você possui a tecnologia mais poderosa da humanidade: sua força interior e capacidade de adaptação a qualquer situação. Acione-as sem medo.

Se isso não convencer você, guarde esta informação: 91% das nossas preocupações mais recorrentes não se concretizam. Essa foi a conclusão de um estudo realizado por cientistas da Pennsylvania State University,[24] nos Estados Unidos. De acordo com os pesqui-

---

[24] GILLIHAN, S. J. How often do your worries actually come true? **Psychology Today**, 19 jul. 2019. Disponível em: https://www.psychologytoday.com/intl/blog/think-act-be/201907/how-often-do-your-worries-actually-come-true. Acesso em: 2 jan. 2022.

sadores, mesmo entre os 9% que se comprovaram reais, um terço das preocupações se revelou menos grave do que parecia e, para um em cada quatro participantes do estudo, nenhuma preocupação se concretizou. Ou seja: nossa mente cria sozinha problemas que terá de resolver depois.

FOCO, MOTIVAÇÃO, DISCIPLINA

O tempo é um dos principais fatores a ser considerado durante a realização de um plano de ação. Resultados, em geral, só aparecem depois de muito treinamento e repetição. Isso se deve a uma característica do sistema nervoso humano chamada de neuroplasticidade, a capacidade do cérebro de se adaptar ao longo do tempo às experiências vividas e de aprender coisas novas.

Tal condição, no entanto, necessita de estímulo constante para fortalecer o aprendizado; por isso, não pule etapas nem deixe de se desafiar constantemente para avançar um pouco mais. Também não se esqueça de que essa não é uma guerra contra si mesma, mas uma corrida de revezamento entre seu eu do presente, o do passado e o do futuro: o bastão é passado de mão em mão em direção ao pódio com o qual você sonha. Seu objetivo não é buscar a perfeição; o alvo deve ser seu bem-estar e a sensação de progresso.

Quando uma pessoa se dispõe a viver um processo de mudança, geralmente ela começa carregada de empolgação e energia. Motivada pelo sofrimento ou pelo desejo de experimentar mais da vida, sente-se disposta a evoluir. Sua meta está definida, o plano de ação é desenhado, os obstáculos são mapeados e há estratégias de combate. Tudo está organizado, e ela começa a realizar os passos necessários. Até que, um dia, essa pessoa vacila em determinada situação. Tudo bem, não é nada de mais, diz a si mesma. E segue. Mas vem outro dia ruim, depois outro. Quando se dá conta, não há mais plano em curso e o desejo de transformação volta a ser somente uma ideia distante.

TODO PROJETO DE SUCESSO COMEÇA COM UM PLANO DE AÇÃO.

A HORA DA AÇÃO

Muitos planos começam e terminam exatamente assim, dos pequenos aos grandes. Vale para uma viagem nunca feita, a dieta para perder 10 quilos, o treinamento para uma corrida, a leitura de um livro que ficou no meio do caminho. As razões para essas desistências podem ser das mais variadas naturezas, desde crenças limitantes, ansiedade em excesso ou mera repetição de padrão. Uma delas é muito comum e pode ser facilmente contornada com estratégias certas e que façam sentido individualmente. Estou falando da falta de foco.

Ter foco é manter a atenção em algo sem se desviar. Na fotografia, o foco está no elemento principal para o qual o fotógrafo direciona a lente. Em um jogo de futebol, está na bola que corre em direção ao gol. Em um plano de ação, é o que mantém vivo o compromisso assumido consigo e a busca por um objetivo. Ter foco é também ter de abrir mão de algumas coisas, momentaneamente, para lidar com outras; é dizer para si que, naquele momento, algo é prioridade, e você não vai desviar sua atenção. E, quando se propõe a terminar o que começa, você assume o controle da sua vida.

O foco anda de braços dados com a motivação e a disciplina. Pode até parecer que são a mesma coisa, mas não são. A motivação é o que a move a lutar para conquistar algo. Nela estão seus sonhos, sua imaginação e a vontade de fazer, ser, conhecer, buscar. Quando você está motivada, manter-se no foco é fácil; nada é capaz de baixar sua energia e seu olho brilha diante da ideia de buscar algo novo.

Acontece que nem sempre você está disposta. Às vezes, bate o cansaço, a frustração, e você pensa em desistir. É nessa hora que entra em cena a disciplina: você continua seguindo seu plano, não por estar contente e imbatível, mas porque sente que é o certo a fazer e já internalizou tal prática como necessária – como escovar os dentes, por exemplo.

Pergunte a um corredor de rua se ele acorda sempre motivado às 4 horas da manhã, quando todos estão dormindo, embalados pelo melhor sono, para correr 30 quilômetros no frio. Ou a um estudante que precisa caminhar 10 quilômetros diariamente para chegar à universidade porque não tem passagem para o ônibus. Arrisco dizer que a resposta é não. Eles continuam porque estão comprometidos com o que precisam realizar, seja concluir uma maratona, seja conseguir um bom trabalho depois da formatura. E que fique claro: disciplina só existe quando há constância. É a repetição que constrói o hábito.

Eu nunca gostei de acordar cedo. No entanto, ao decidir cuidar melhor da minha saúde e praticar exercícios físicos, entendi que seria necessário fazer ajustes para caber mais uma atividade no meu dia. A solução foi passar a me levantar da cama um pouco mais cedo. No começo, confesso, foi sofrido. Sempre havia a tentação de reprogramar o despertador e ganhar uns minutinhos a mais de sono. Com o tempo, isso deixou de ser uma dificuldade e se tornou rotina. Por eu estar focada em melhorar meu bem-estar, troquei um costume por outro e pude sentir o quanto isso foi importante para me aproximar do meu objetivo. Ponto para mim.

UMA VIDA DE DISTRAÇÕES

Ao pensarmos na importância do foco, precisamos falar também do que nos tira dele. Por que, mesmo quando estamos comprometidas com algo, nos sentimos fraquejar? O que acontece para, de repente, a empolgação com a mudança voar pela janela e deixar no seu lugar um desânimo generalizado? E, o mais crucial de tudo, como voltar para o estágio de energia inicial, em que havia muita iniciativa para ver a vida se transformar?

As principais desviadoras-de-foco que precisam ser combatidas são as distrações. Ainda que pequenas, têm o poder avassalador de se instalar na mente e comprometer todo o esforço já realizado para a conquista de uma meta. A sensação que deixam é a de que o plano não está dando certo ou que você não merece mesmo colher resultados positivos.

A HORA DA AÇÃO

A vida moderna é cheia de distrações. E uma das mais poderosas está ao alcance da sua mão e é considerada inofensiva: o celular. Muito tem se discutido como o uso desenfreado do celular está causando um turbilhão na vida social e no emocional das pessoas em todo o mundo. A culpa, deixo claro, não é do aparelho. Não demonizo a tecnologia. O problema está no modo como, tantas vezes, mergulhamos nesse universo de imagens, cores e algoritmos a ponto de esquecermos o mundo que nos rodeia. Parceiros têm se desconectado um do outro, crianças estão recebendo estímulos inadequados, abraços calorosos são trocados por curtidas e corações virtuais.

É difícil não se distrair quando temos acesso a um universo inteiro de informação e entretenimento. Mas esse mergulho digital, cada vez mais profundo, ironicamente tem deixado as relações humanas mais superficiais. A dependência da tela é tanta que falta bateria para focar outras áreas da vida.

Assim como o celular, há diversas distrações que podem atrapalhar um plano que está em ação. Elas podem ser internas, como pensamentos limitantes e sentimentos inesperados, ou externas, como dificuldades financeiras, conflitos familiares ou problemas de saúde. Não existe uma lista formatada de itens que precisa ser verificada a cada instante – porque essa vigilância também é prejudicial à saúde mental.

Eu costumo me distrair quando estou muito cansada. Sinto como se um peso imenso estivesse sobre mim. Não consigo pensar direito em nada. Nessas horas, uso pequenos rituais para voltar ao foco. Um deles é ficar um tempo sozinha. Cancelo o que puder, aviso a minha família que preciso de espaço e me concentro no agora. Digo a mim mesma, em voz alta: "Nubiana, preste atenção, você só está cansada. Não se culpe nem se puna. Respire, relaxe e depois retorne ao ponto em que estava". É inexplicável como algo tão simples tem o poder de me fazer encontrar dentro de mim a serenidade para me reequilibrar novamente.

DISCIPLINA SÓ EXISTE QUANDO HÁ CONSTÂNCIA. É A REPETIÇÃO QUE CONSTRÓI O HÁBITO.

A HORA DA AÇÃO

Para permanecer focada em seu objetivo, você precisará identificar aquilo que a tira do eixo e, sempre que possível, definir alternativas para se blindar dessas distrações e direcionar seu esforço para voltar, sempre, ao tempo presente. É mais ou menos como colocar o telefone em modo silencioso para não ser interrompida no meio de um trabalho importante. Ou pendurar uma plaquinha de "não perturbe" na porta do quarto do hotel.

Uma amiga corredora estava se preparando para uma maratona e percebeu que treinar sozinha era difícil para ela. Apesar de focada no plano de treinamento, na alimentação e no desejo de concluir a prova, ela se distraía quando tinha dias ruins no trabalho ou quando precisava assumir funções domésticas demais. O resultado: acabava faltando aos treinos e começou a se desmotivar.

A estratégia para burlar esse autoboicote foi reunir um grupo de outras corredoras e combinar correrem juntas algumas vezes na semana. Elas se ajudam a não desistir e uma incentiva a outra a desenvolver a própria disciplina. Foi assim que nasceu "As focadíssimas". A maratona foi interrompida pela pandemia, mas é certo que, em breve, haverá medalha no peito.

Fiz uma pesquisa informal com amigas, colegas de profissão e clientes, perguntando o que elas fazem quando estão comprometidas com um plano de ação e, porventura, se distraem. Foi curioso observar como há alguns consensos – respirar longamente é quase unanimidade – e, também, maneiras bem particulares de voltar o foco para o momento presente. Algumas ouvem música, outras cuidam da casa enquanto refletem sobre como contornar situações inesperadas, muitas falam para si frases como: "não desista" ou "isso também vai passar".

Uma dessas mulheres me contou que o estresse é seu principal vilão: quando se sente pressionada no ambiente de trabalho, todo o foco em seus planos pessoais fica ameaçado. O primeiro pensamento a vir à cabeça é o de não ser boa o suficiente ou não ter forças para continuar acreditando em uma jornada de crescimento e mudança. Um dia, ela descobriu algo que lhe acalmava os ânimos e o coração: tomar chá sozinha, sentada na praça de alimentação de um shopping. Por alguns minutos, ela analisa a situação em que se encontra, trava diálogos consigo mesma e encontra alternativas viáveis para lidar com os problemas. O chá se chama *magic forest* (ou floresta mágica). Não deve ter esse nome à toa.

ALÉM DO BOJADOR

Encontrar esse lugar mágico que revigora e traz conforto é um desafio, mas assim é o plano de ação da vida: fazer escolhas, contornar distrações, perdoar-se diante das falhas e seguir firme em direção ao que deseja. No meio do percurso, haverá, quem sabe, outros possíveis recomeços e algumas surpresas. Todos devem ser vividos com a mentalidade no já, esse instante zero em que estamos mergulhados até o último fio de cabelo.

É um clichê, eu sei, mas insisto em dizer que precisamos viver intensamente cada momento com o espírito no presente. Estar em movimento é uma dádiva divina. Já disse anteriormente, porém vale repetir (até seu cérebro enjoar dessa informação, o que, aliás, eu duvido!): comemore cada pequena vitória. Celebre os avanços, coloque sua música preferida para tocar e dance. Sinta-se feliz ao ver progressos; entretanto, não se contente com pouco quando sabe que pode ir além. Nem, muito menos, desista se demorar a ver as transformações que deseja. A perseverança é uma ferramenta espiritual poderosa para ajudar a permanecer nos trilhos e acender um sinal de alerta quando for preciso mudar a rota – o que é possível em qualquer jornada.

Você pode medir sua evolução a partir de sentimentos e percepções de como sua vida tem andado. Observe se consegue identificar comportamentos mais seguros, avalie como lidou com situações desafiadoras. Um bom termômetro é compartilhar seu projeto de mudança com alguém de sua confiança e pedir feedbacks. E aqui cabe um alerta: esteja aberta a receber palavras que talvez não sejam as mais esperadas e use-as como um instrumento de crescimento pessoal. Muita gente não consegue ouvir críticas, e isso se torna um gatilho para a autossabotagem. Perde-se, portanto, uma grande chance de aprender algo valioso e adicionar mais uma contribuição para o "banco de soluções".

Por fim, fica uma das dicas mais importantes para a execução de um plano de ação: abrace esse desafio com amor. Seja gentil e generosa, agradeça e honre cada conquista, coloque-se no centro de sua vida e de suas escolhas. Se sentir que algo parece travado, esquisito ou empacado, revise a meta, teste comportamentos diferentes, ouse tomar novas atitudes para antigas sensações.

Atletas de alto rendimento chegam aonde chegam porque estão comprometidos com seu propósito de melhorar a cada dia; eles levam o corpo à máxima potência e sabem que o treinamento intensivo é um caminho tortuoso para alcançar o gostinho do troféu. Porém eles sabem, também, que a vitória não acaba em uma única prova – ou em uma derrota. É tudo o que acontece até o momento da competição que transforma pessoas "comuns" em seres humanos, fisicamente, acima da média. Fernando Pessoa sintetizou isso quando disse: "Quem quer passar além do Bojador[25] tem que passar além da dor".[26]

---

[25] No século XV, "passar além do Bojador" significava ultrapassar o Cabo do Bojador. Na tradição grega, era esse o limite máximo para navegar sem sofrer ataques de monstros marinhos. Foi isso que permitiu que os navegantes portugueses atingissem a Costa da Guiné. Com a expressão, Fernando Pessoa sinalizava que, para vencer os desafios impostos pela vida, devemos superar grandes sofrimentos.

[26] PESSOA, F. Mar português. In: PESSOA, F. **Mensagem**. Lisboa: Parceria António Maria Pereira, 1934. Disponível em: http://www.dominiopublico.gov.br/download/texto/pe000004.pdf. Acesso em: 1 fev. 2022.

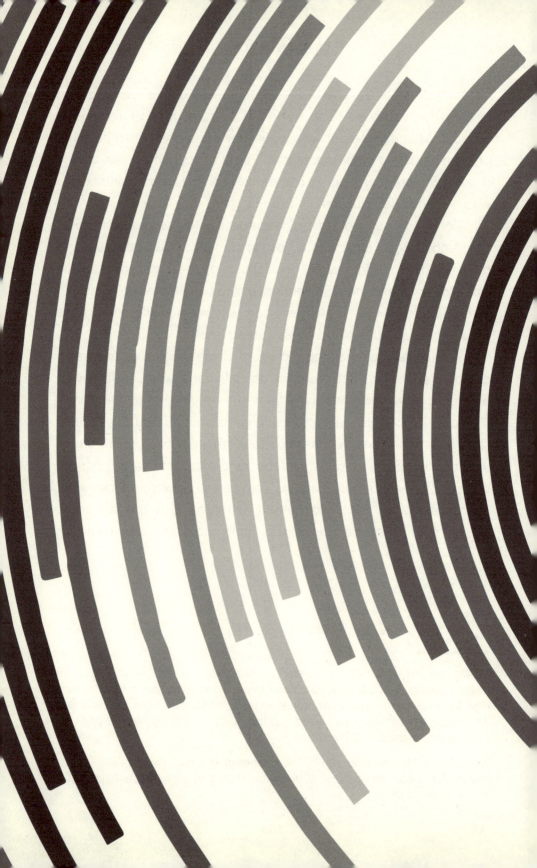

CAPÍTULO 9

A CORAGEM DE PERDOAR E TER FÉ

Você já deve ter ouvido a palavra "resiliência". O termo, originário da física, está relacionado à capacidade que alguns corpos possuem de retornar à forma original depois de terem sido submetidos a uma alteração de ordem elástica. Como uma mola que, após esticada, volta ao seu formato inicial. Na vida cotidiana, a resiliência passou a ser interpretada como a habilidade que uma pessoa tem de se adaptar rapidamente a situações difíceis e se recuperar de aflições, conflitos e até catástrofes.

Sabe aquela história de alguém que perdeu tudo em um incêndio, ficou sem casa, sem trabalho e sem perspectivas? Ou de uma mãe que viu o filho jovem sair para se divertir e nunca mais pôde abraçá-lo novamente porque um acidente de carro, na madrugada, separou os dois para sempre? Nessas horas, é comum olharmos para essas pessoas e pensar: "Como elas conseguem viver depois de experimentar um sofrimento tão profundo?". Na nossa racionalidade humana, nos projetamos nessa dor e acreditamos que jamais sairíamos daquele buraco escuro se fôssemos nós a cair nele.

Uma resposta possível para essa retomada está na resiliência. É ela que entra em cena quando todo o resto parece ter virado pó. Certa vez, li uma frase que dizia mais ou menos o seguinte: ser resiliente não é ter forças para seguir, mas seguir ainda que sem forças. Durante muito tempo da vida, eu me perguntei como alguém conseguia chegar a um estágio tão amadurecido da evolução emocional, a esse ponto em que a pessoa sabe tirar somente o melhor de dentro de si, principalmente em dias nebulosos; como ela aprende a cair e levantar, muitas vezes, sem perder o otimismo, a empatia e a esperança.

A cada história de superação que eu ouvia, a cada relato de gente que envergou, mas não quebrou, passei a observar algo intrigante: um certo jeito de lidar com o outro que revelava um caminho para cultivar a resiliência. E a resposta, entendi com o tempo, estava no perdão. Sim, aprendi que a capacidade de superar um problema aumenta consideravelmente quando se tem o coração propenso a perdoar.

Isso porque as mágoas e culpas que carregamos ocupam um espaço gigantesco dentro da gente, sugando a energia que poderia ser canalizada para coisas mais importantes. À medida que nos livramos desse peso, recarregamos as baterias e nos sentimos mais confiantes. E, quando situações desafiadoras aparecem no meio do caminho, somos capazes de nos manter em pé ainda que o vendaval derrube tudo ao nosso redor. Nessas horas, entendemos o real valor da resiliência e, o mais importante, aprendemos que cada erro pode se tornar um aprendizado.

E por que estou falando disso agora? Porque, durante seu processo de autoconhecimento e busca por mudanças interiores, você será confrontada por muitos fantasmas. Ao abrir a caixa de Pandora em seu peito, verá sair, deixando um rastro doloroso para trás, ressentimentos por pessoas – muitas delas queridas – que magoaram você. Se quiser seguir em frente sem se desviar dos seus planos, terá de questionar cada um desses sentimentos e lidar com eles: perdoar o que precisa ser perdoado e se libertar, por inteiro, para experimentar sua força mais primitiva.

Do contrário, ocupará sua energia tirando de si a chance de ter êxito, sobretudo em momentos cruciais da vida. Afinal, estamos todas sujeitas a atravessar desertos, mas é a forma como saímos deles que nos empurra, de vez, para o fundo do poço ou nos joga para o alto e nos faz enxergar que, logo adiante, há um oásis de novas possibilidades.

TUDO NO LUGAR ERRADO

Imagino que você já deve ter lido milhares de textos sobre perdão. Conhece histórias de gente que conseguiu perdoar fatos considerados socialmente imperdoáveis, e como esse gesto foi libertador. Você quis ser aquela pessoa. Desejou profundamente perdoar alguém e ensaiou fazer algo, mas não conseguiu sair do lugar. Então cravou em si a ideia de que perdoar é difícil demais – impossível até. E deixou para lá. "Um dia, quem sabe, volto a tentar novamente", você pensou.

A CORAGEM DE PERDOAR E TER FÉ

Sei como você se sente. Estive nesse lugar e também disse isso a mim. Acreditava que nunca poderia perdoar as pessoas que haviam me feito muito mal em certa época da minha vida. Eu era uma jovem cheia de sonhos quando elas cruzaram meu caminho; imaginava que teríamos uma relação de amor e acolhimento, cheia de planos em conjunto. Em vez disso, encontrei resistência, humilhação, descaso, egoísmo, indiferença. Passei anos amargando a infelicidade e sofrendo por tantas guerras travadas dia após dia.

No início, aceitava em silêncio. Depois, passei a revidar. E, quanto mais pisadas eu recebia, mais reagia. Era um ciclo que se retroalimentava de acusações e sofrimento. Não havia nenhuma esperança de paz, e eu achava que não tinha outra escolha senão viver aquela relação porque era o que esperavam de mim. Tornei-me, com isso, uma pessoa amarga. O brilho nos meus olhos se apagou. Minha sensação era a de ter virado um mar morto.

Quase todos os dias, eu antecipava, mentalmente, discussões que provavelmente teria. Andava armada de dardos afiados na ponta da língua. Era tanta tensão que, a cada encontro com aquelas pessoas, eu voltava com o corpo dolorido. Nessas situações, eu me sentia sozinha a maior parte do tempo e sonhava que apareceria alguém para, enfim, me defender – o que, obviamente, nunca aconteceu. Cheguei até a me questionar sobre quem eu era. Olhava para dentro de mim e não reconhecia mais a pessoa que eu havia sido. Minha vida paralisou. Cedo ou tarde, meus planos naufragavam. Tudo parecia estar no lugar errado.

Um dia, enquanto fazia minhas orações, escutei ecoar dentro de mim uma voz me dizendo para dar um basta naquilo. Eu já havia perdido tempo demais me afundando em uma lama tóxica da qual eu não sairia se não fosse definitivamente. Seria preciso cortar o mal pela raiz, a começar em mim. Como cristã, entendi que aquilo era o desejo de Deus para minha vida: se eu sonhava em me libertar e abrir espaço na mente para viver o que eu tinha de melhor, teria de deixar toda a mágoa no passado.

> **A CAPACIDADE DE SUPERAR UM PROBLEMA AUMENTA CONSIDERAVELMENTE QUANDO SE TEM O CORAÇÃO PROPENSO A PERDOAR.**

Por que, no entanto, eu faria aquilo se era eu a vítima na história? Se era a mim que maltrataram, por que eu teria de perdoar quando nem mesmo me pediram perdão? Eu não tinha as respostas para essas perguntas; no entanto, sabia que não haveria outra possibilidade de seguir em frente se não quebrasse o concreto que me prendia a lembranças e sentimentos ruins. Pedi a Deus que guiasse meus atos, pois apenas pela força da vontade eu não seria capaz.

A partir dali, dei um passo para fora de mim e tentei entender a situação a partir de outro ângulo. O que a vida havia feito com aquelas pessoas e por que faziam o que faziam? Por que, perto delas, eu despertava somente o que tinha de pior? Demorei a entender que eu também tinha responsabilidade na situação, por mais que me considerasse correta. Quando entrei naquela roda de mágoas, em vez de contornar o mal com inteligência emocional, aceitei jogar o jogo. Saquei meu escudo e estive sempre pronta para o combate. Por muito tempo, esqueci o que era relaxar de verdade.

Do outro lado, vi pessoas comuns com seu repertório próprio de vivências e valores. Não havia nelas um plano secreto de destruição com o alvo voltado para mim. Estavam apenas medindo o mundo com as réguas que conheciam e, por acaso, eu havia chegado para desequilibrar o padrão. Por ser diferente – somos todos! –, confundi o roteiro que já estava em curso, e daí vieram os contrapontos, as trocas de farpas e os dedos em riste. Entretanto, aos poucos, descobri que aquelas agressões tinham mais a ver com aquelas pessoas do que comigo. Elas davam o que tinham, e eu retribuía à altura. Não éramos santos ou demônios, nem mocinhos ou bandidos; estávamos todos emaranhados em uma teia de amargura.

Quando compreendi isso, liguei o botão poderoso do perdão. Ainda que ninguém tenha pedido, perdoei cada um que havia feito, da minha vida, um dramalhão de qualidade duvidosa. Também me perdoei por ter permitido que me tratassem daquela maneira e pelas mágoas que ajudei a revirar.

Claro que isso não aconteceu do dia para a noite. O perdão tem o próprio tempo para instalar seus ramos em nosso interior. Foram meses de perseverança – e resistência. A cada situação que eu tinha vontade de revidar e empunhar as velhas armas para me defender, repetia para mim: "Perdoe, perdoe, perdoe". Não sei dizer exatamente quando consegui concluir o ciclo do perdão. Sei que, um dia, olhei para aquelas pessoas e não havia mais nada me puxando para baixo. Eu não tinha mais raiva nem vontade de dar o troco. Estava livre.

A decisão de perdoar me levou a viver a mudança mais intensa pela qual já passei. Deixei de me enxergar como alguém levada pela maré, rebatendo ondas e lutando para não afundar, e me apropriei da minha capacidade de discernimento. Aprendi a surfar em mares revoltos, a confiar nas minhas braçadas e a continuar nadando.

Do lado de dentro, interrompi anos de um ciclo adoecido de rancor. Do lado de fora, minha vida destravou – e vem destravando desde então – e descobri uma fonte de energia que eu não sabia que carregava. Independentemente do que aconteça, agora sei que nós sempre temos escolhas. E não há nada no mundo mais valioso do que escolher viver com o espírito em paz.

A DECISÃO DE PERDOAR

O perdão é um processo ao mesmo tempo simples e complexo. Simples porque, acredite, depende somente de uma decisão. Dizer "eu quero perdoar" é o pontapé para a concretização real da cura. Por outro lado, perdoar é complexo porque significa estar disposta a desconstruir certezas já enraizadas e, em seu lugar, erguer pontes de empatia e liberdade.

Para entender esse paradoxo, vamos desmistificar o perdão. Perdoar não é dar às pessoas um passe livre para que ajam com você de qualquer forma. Perdoar não é isentar os outros de suas responsabilidades. Nada tem a ver com esquecer, apagar o passado ou fingir que ele nunca existiu. Tampouco é ser obrigada a se relacionar com alguém que lhe causa sofrimento. Perdoar não é ser bondosa e subir no pódio para exibir o troféu de boa samaritana. Perdoar não é fazer caridade, não é remorso, não é somente desculpar alguém por alguma falha cometida – o perdão tem muito disso, mas vai muito além.

Segundo o *Dicionário Houaiss de Língua Portuguesa*, perdão é "a remissão de pena ou de ofensa ou de dívida; desculpa ou indulto". Lendo o verbete pelo seu aspecto linguístico, não atingimos a verdadeira essência do perdão, que é, sobretudo, uma ação. É uma escolha consciente, e individual, de sair de um estado de desconforto (em variadas medidas), devido a uma atitude causada por alguém ou por nós mesmas, para um estado de mansidão.

Quando alguém erra conosco, sentimos raiva, tristeza, decepção, orgulho ferido, rancor, ódio. Tudo isso pode gerar desejos de retribuir o mal com o mal ou, até mesmo, a vontade de vingança. O perdão quebra esse ciclo ao oferecer uma chance de deixar o passado em seu devido lugar, abrindo espaço para que novas experiências se construam no presente.

O PERDÃO É UM PROCESSO AO MESMO TEMPO SIMPLES E COMPLEXO. SIMPLES PORQUE, ACREDITE, DEPENDE SOMENTE DE UMA DECISÃO.

Esse processo pode acontecer em três dimensões:

1. Quando precisamos perdoar a nós mesmas;
2. Quando precisamos pedir perdão;
3. Quando precisamos perdoar alguém que nos provocou alguma dor.

Para todos, no entanto, vale uma só lógica: tomar uma decisão e perseverar nela até que o espaço, antes ocupado em nossa mente por aquela situação de angústia, tenha desaparecido. Talvez o problema que originou o conflito continue lá, talvez nem sequer os envolvidos na questão estejam dispostos a perdoar. Não importa. A escolha é vivida dentro do coração de quem se predispõe a perdoar. Será nesse solo fértil, e livre de pesos e pragas, que a prosperidade encontrará terreno para florescer.

A primeira dimensão a ser exercitada deve ser a do autoperdão, pois ela permite que as demais sejam possíveis. Se você comete uma falha, magoa alguém ou faz algo de que se arrepende, é natural que se culpe e se sinta envergonhada e descontente. Seus valores pessoais são questionados, expondo uma face incompatível com o que você prega. No entanto, a culpa é uma mochila pesada demais para carregar, ainda que você acredite merecê-la.

O erro faz parte da condição humana, seja intencional ou não; erramos até tentando acertar. E, quando isso acontece, só há dois caminhos: ou amargurar a situação e viver presa a uma cadeia de dor, ou acionar o perdão e retomar o rumo. Optar pela segunda via é, sem dúvida, o maior gesto de amor que você pode ter consigo e com as pessoas que ama; afinal, ninguém é capaz de dar ao outro aquilo que não tem.

O autoperdão começa com uma ação consciente de enviar ao cérebro uma disposição para se redimir. Você aceita o erro, reconhece-o, arrepende-se, pede perdão ao espelho – quantas vezes for preciso – e retoma a trilha da vida. Não há mistério, apesar de ser uma das habilidades mais difíceis da humanidade. Já quando a situação envolve perdoar e pedir perdão a outras pessoas, tenha sempre em mente que sua atitude diz respeito a você, não aos demais. Essa certeza evita a criação de expectativas quanto às reações dos outros, que podem ser bem diferentes das suas. O perdão não necessariamente restaura laços partidos; ele permite que enxerguemos com mais clareza aqueles com quem vamos dividir os dias e a vida.

FORA DA CAVERNA

"Nubiana, como posso perdoar um homem que me fez tanto mal em anos de casamento?" Essa é uma pergunta que costumo ouvir com bastante frequência. Quando se está tomada por sentimentos ruins causados por outra pessoa, é difícil pensar no perdão como uma possibilidade de mudança de cenário. No entanto, se o desejo de cura é genuíno, ainda que não exista uma disponibilidade racional para fazer algo, você consegue ativar o perdão pela decisão emocional de ser alguém melhor.

O perdão é inteligente e generoso. Ele nos dá um passaporte para um lado da existência que poucos ainda conseguem experimentar. Nessa dimensão, podemos ser pessoas reais, sentindo nossas dores e nos curando delas com sanidade e sabedoria. Quando perdoo, interrompo um movimento de negatividade e facilito minha vida porque me conecto comigo e com o mundo ao meu redor. Saio de uma caverna escura e permito que a luz ilumine meus sentidos. Perdoar é escolher, todos os dias, viver o que de fato importa.

Alguns ensinamentos que você pode guardar a esse respeito:

1. O perdão nasce de uma decisão. Ao optar por viver essa aventura humana, você deve estar disposta a se reprogramar emocionalmente, mudar a própria frequência e buscar enxergar o que está além do que os olhos veem.

2. Sempre existe uma forma de limpar a sujeira que você fez. Errou? Pratique o autoperdão. Tenha por si a mesma compaixão que reserva aos outros.

3. Não pense que tudo tem a ver com você. Muitas vezes, você vai descobrir que mágoas e feridas não são provocadas de maneira intencional. Enquanto você sofre, talvez exista alguém que nem sequer imagina ter lhe causado mal. Fale com as pessoas sobre suas dores. Todos temos chances de nos redimir de algo.

4. Não transforme feridas em cicatrizes eternas por puro orgulho. Nem sempre tem a ver com vencer ou perder, mas optar pelo caminho da libertação.

5. A vingança é um veneno que sempre volta. Em vez de desejar o mal a alguém, deixe-o seguir. O amor por você e pelos outros é um ato de coragem.

6. O perdão pode ser consumido sem moderação; no entanto, seu resultado não é imediato. Tenha coerência, consistência e perseverança.

7. Se deseja ser perdoada, perdoe – e não precisa ser na mesma medida (até porque não há medida!). O que você deseja para si deve ser congruente com o que deseja para os outros.

8. Pediu perdão a alguém e encontrou portas fechadas? Não se limite pelo sentimento de quem está do outro lado. Pedir perdão tem mais a ver com soltar o peso morto do que com mudar a cabeça de alguém. Cada um tem o próprio tempo.

CERTEZA DO QUE NÃO SE VÊ

Todo pedido de perdão – para si ou para outra pessoa – pressupõe uma resposta. Quando decidimos perdoar, nosso intuito está na cura do espírito, na liberdade de continuar o caminho em direção aos nossos sonhos. Porém não temos nenhuma garantia do que acontecerá.

A CORAGEM DE PERDOAR E TER FÉ

O que nos sustenta, ainda que não saibamos, é uma crença profunda de que algo bom brotará de um terreno cultivado com amor e empatia; é a confiança de colocar todas as nossas fichas em um único potinho e apostar que estamos fazendo a escolha mais sensata. Essa crença se chama fé: a certeza daquilo que não se vê, mas se sente com o coração.

É impossível falar de perdão sem falar de fé. Ambos partem de um desejo e se materializam no terreno das coisas impalpáveis. Andam de mãos dadas, abrindo clareiras onde podemos respirar, acender uma fogueira e receber a luz necessária para ver o mundo em toda sua amplitude. Sem perdão e sem fé, a vida estagna. Qualquer movimento, ainda que bem-intencionado, parece fadado ao vazio. Enquanto acumulamos negatividade e sofrimento, transformamos a vida em uma espera sem fim.

Quando temos fé, conseguimos enxergar além; visualizamos o futuro e projetamos a materialização dos nossos desejos mais íntimos. E, mesmo que haja dor, há também quietude e paz. Ainda que nossas vontades não se concretizem, não nos desviamos do caminho. Porque pela fé acreditamos na existência de um tempo melhor esperando por nós em algum lugar; não nos sentimos punidas nem julgadas, seguramos na mão de Deus e permanecemos fiéis a nós mesmas e aos nossos objetivos.

O que chamo de Deus, você pode nomear como a divindade que lhe toca o coração. Pode ser um Deus religioso – seja qual for a sua religião –, uma força da natureza ou um tipo de poder supremo e invisível. Não importa o nome que você dê, é a crença em uma espiritualidade capaz de preencher sua vida de amor, esperança, sororidade e pertencimento a algo além do tangível da vida.

Quando eu era mais jovem, a cada igreja que conhecia, eu me entregava de braços e espírito abertos. Sonhava em sentir a força divina ecoar dentro de mim, por isso me agarrava a qualquer oportunidade de viver a fé. Foram muitas tentativas durante minha juventude, até entender que não se tratava de religião. O Deus dos meus ideais já estava dentro de mim. Era ele quem me fazia buscar a fé, o perdão e o amor em tudo o que eu fazia. Quando entendi isso, passei a viver sem medo do imprevisível.

Muitas mulheres ainda creem na visão de um Deus punitivo e controlador. Embriagam-se com promessas de prosperidade, desde que cumpram rituais, obedeçam a regras e não saiam da linha. E, assim, tornam-se presas a correntes imaginárias, sempre tentando alcançar um ideal inatingível de perfeição ditado por religiões e religiosos. Deus não é a igreja, a missa ou o culto. Deus, ou o que você chama de divino, é o amor pela vida, a escolha pelo bem, a conexão com o melhor do ser humano. Todo o resto é criação sociocultural e não pode estar acima dos princípios singulares do perdão e da fé.

Quando a espiritualidade encontra dentro de você um espaço para existir com equilíbrio, você se permite experimentar a espontaneidade dos dias. Você perde a vergonha de entregar seus planos ao imponderável e para de limitar as possibilidades do universo – que são infinitas. Sua energia mais genuína aflora. Há sentido em estar aqui e não em qualquer outro espaço ou tempo.

Em seu processo de autoconhecimento e autocuidado, você deve sempre se questionar para onde vai a sua fé. O que você busca e espera com todo o seu coração? Que tipo de mulher está escolhendo ser todos os dias? Essa mulher acredita ser merecedora do melhor da vida ou apenas do que sobra? Ela sabe reconhecer as falhas, arrepender-se, pedir perdão e se perdoar? Quando olha para dentro de si, encontra um lugar de paz onde pode esticar as pernas e descansar?

Esta noite, antes de dormir, faça a si mesma essas perguntas. Cheque seu dia, o que aceitou e o que escolheu deixar passar. Avalie como se sente quando pensa na sua vivência espiritual. Perceba se há, aí dentro, um vazio incapaz de ser preenchido com bens ou riquezas materiais. Se a resposta for sim, talvez você esteja mirando coisas sem valor. Faça uma oração para a divindade em que acredita e peça sabedoria e discernimento para saber reconhecer as epifanias espalhadas ao seu redor.

A CORAGEM DE PERDOAR E TER FÉ

No fundo, todas nós queremos amar e ser amadas. Esse é o desejo básico do ser humano e está ao alcance de qualquer um. Realizá-lo é simples; entretanto, é necessário percorrer uma longa distância para chegar até ele. Precisamos ter fé e erguer, tijolo por tijolo, um castelo forte o suficiente para guardar algo precioso: a capacidade de entrar e sair da vida das pessoas sem perder nossa própria essência. Para amar, não dependemos, portanto, de quem o outro é, mas de quem somos e do que oferecemos a nós mesmas. É assim que o amor faz do nosso ser uma sala de estar onde sempre há flores, mesa posta e cheiro de bolo quente saindo do forno.

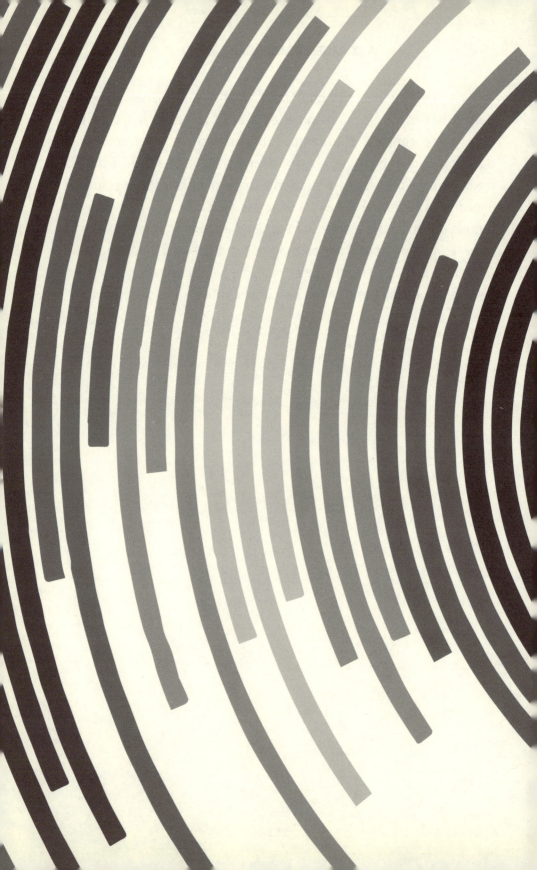

CAPÍTULO 10

É TEMPO DE AGRADECER

Quando convidei você a embarcar comigo no projeto "Mulher real, livre e poderosa", avisei que passar pela transformação não seria fácil, rápido nem indolor. Expliquei que, para mudar completamente suas estruturas mais profundas, você teria de ir além da leitura deste livro: teria de estar disposta a tomar decisões complexas e seguir, passo a passo, em direção ao seu objetivo final. Nesse processo, eu me ofereci para jogar luz em um caminho a ser trilhado de modo consciente, e individual, dentro de si mesma; para segurar sua mão e conduzi-la a um encontro consigo.

Perto do fim dessa nossa jornada, quero entregar a você a chave que guardei para abrir o baú de um tesouro prestes a ser descoberto e explorado. Dentro dele, há uma ferramenta que vai ensinar ao seu coração um novo jeito de amar – um tipo de amor incondicional, genuíno e capaz de revolucionar sua vida e a de quem a cerca. Esse instrumento, quando usado sem moderação, pode tirar sua mente das correntes do passado e das angústias do futuro, e trazer seu foco para o momento presente, o único em que as coisas podem ser construídas e modificadas.

A partir de agora, entrego nas suas mãos o poder da gratidão. De posse da sua capacidade de perdoar e proferir sua fé para algo além do visível, você está pronta para compreender tudo o que poderá experimentar quando sua consciência se tornar grata ao que sonhou, sentiu, conquistou, perdeu, sofreu, viveu. A gratidão será sua lanterna. Por meio dela, você encontrará o sentimento de plenitude e (re)descobrirá o prazer infantil de se alegrar com as pequenas coisas do dia a dia. E isso, acredite, será libertador.

Desde criança, ouvi meus pais me falarem sobre a importância de agradecer. Fosse por algo que me dessem, alguma ajuda recebida, uma gentileza qualquer, dizer "obrigada" era o passaporte para um reino esquisito que eu não entendia naquele tempo, mas já sabia que era valioso. Cresci sendo cobrada a agradecer pelos detalhes mais ínfimos e pelos feitos de grande felicidade. Eles me diziam: "Ninguém tem a obrigação de fazer nada por nem para você, Nubiana. Sempre que receber algo, agradeça".

Somente depois de adulta, e de ter percorrido uma longa trajetória de erros e acertos, pude me dar conta de como aquele ensinamento seria uma das lições mais especiais que eu teria na vida. Hoje, minha missão é passar isso adiante, tanto para meus filhos quanto para as mulheres que se conectam comigo de alguma maneira, inclusive você, minha leitora, a quem eu agradeço a confiança e partilha.

A prática de agradecer algo a alguém, no entanto, é apenas uma das expressões da gratidão. Quando digo "obrigada", estou querendo dizer que reconheço o ato positivo de uma pessoa e desejo que ela saiba disso. Como qualquer habilidade, esse tipo de gratidão pode ser exercitado em todas as situações cotidianas. E, assim como o perdão, independe da resposta que se tenha: não importa como o gesto será retribuído, pois o bem já está cultivado dentro de quem agradeceu.

No entanto, quando ambas as partes estão em sintonia, a conexão é imediata: um lado celebra a atenção ou a ajuda recebida, o outro se sente reconhecido, reforça a própria autoestima e se sente motivado a dar seu melhor. Nesse contexto, a gratidão atua como catalisadora da gentileza, harmonia e empatia – sentimentos com forte potencial para contaminar quem está por perto e para fazer a roda da delicadeza girar.

No ambiente corporativo, a gratidão pode ser uma ferramenta imbatível para estabelecer uma convivência harmônica, saudável e produtiva entre equipes de diferentes níveis. Ao receberem expressões de gratidão, principalmente de superiores, os profissionais tendem a se perceber como parte importante de um sistema de funcionamento e se esforçam para permanecer entregando bons resultados, o que é o sonho de qualquer liderança.

Além desse "obrigada" interpessoal, existe outra manifestação de gratidão. É aquela que emana dentro de si, e para si, com o único objetivo de agradecer pela vida e tudo o que ela nos permite ser e ter. Apesar de ter virado uma espécie de moda dos tempos atuais – a palavra está estampada em tatuagens, camisetas, capas de caderno, adesivos e tantos outros acessórios –, a gratidão, nesse sentido mais profundo, não é uma unanimidade: somos uma sociedade que exige muito, cobra demais de si e dos demais e agradece pouco. Os povos orientais, nesse quesito, estão a anos-luz de nós aqui do Ocidente.

Essa gratidão que vem do que temos de mais sagrado está além das hashtags das redes sociais e não está relacionada a nenhum aspecto religioso, embora seja defendida pela maioria dos credos como uma parte integrante da prática espiritual. Sua essência está em deixar fluir a sensibilidade e perceber, no universo ao nosso redor, uma delicadeza que devemos reverenciar. Assim, nos conectamos a algo maior do que nós como indivíduos, seja a outras pessoas, à natureza ou a um poder superior. A gratidão, sob esses aspectos, torna-se realmente transformadora, pois dá a cada coisa um lugar no mundo, seja ele interno ou externo. É quase como um sinal verde para deixar vir o que precisa vir com a consciência no tempo do agora.

Quando somos capazes de agradecer por tudo aquilo que experimentamos no cotidiano, enviamos ao nosso cérebro um sinal de que estamos contentes. Enchemos nossa mente de uma espécie de saciedade e paramos de viver uma vida baseada somente na falta e na espera. Deixamos de adiar a felicidade para "quando" – quando mudar de emprego, quando tiver filhos, quando emagrecer etc. – e aprendemos a valorizar o agora com tudo o que ele traz de bom e de ruim.

Isso não significa, porém, valorizar uma forma de alienação, conformismo ou necessidade de permanecer em uma zona de conforto. Não é errado ter ambição, querer mudar de vida e de planos – aliás, é exatamente por isso que você chegou até aqui. Esses desejos fazem parte da nossa racionalidade humana. O que precisamos é reverter o estado de eterno descontentamento típico de nossa sociedade. Vivemos como se nada fosse suficiente, presos a um imaginário de frustrações a perder de vista.

Por outro lado, quando incorporamos a gratidão aos nossos dias, compreendemos nossas infinitas possibilidades de existência.

Na alegria ou na tristeza, na riqueza ou na fartura, passamos a aproveitar cada segundo para acreditar que fizemos o possível com o que estava ao nosso alcance. Sem remorso, culpa, vergonha nem ansiedade. E o que é melhor: desejando para o outro aquilo que queremos para nós. Um coração grato sabe que é impossível ser feliz sozinho, por isso esforça-se para levar outras pessoas com ele nessa jornada bem-sucedida.

Na vida, sempre haverá falhas e momentos ruins. Haverá dias de contabilizar perdas, enxugar lágrimas, colar cacos quebrados e ver o pneu furar em dia de chuva. Por mais que seja difícil enxergar nesses instantes algum motivo para agradecer, é possível encontrar algo que nos modificará para melhor a partir dali. Seria incrível se pudéssemos evoluir emocionalmente apenas em situações de amor. No mundo real, porém, são os pedregulhos do dia a dia que, muitas vezes, nos mostram algo invisível e pelo qual vale a pena lutar. O único segredo é estar preparado para viver o fracasso, agradecer e seguir sem dramatizar.

UM CASO DE DIGNIDADE E ESPERANÇA

Não é de hoje que a gratidão vem despertando o interesse da sociedade e dos pesquisadores de todo o mundo. Muito antes do termo "gratiluz" ("gratidão e luz") encher a internet de memes e filosofias de botequim, cientistas têm se empenhado em testar teorias sobre o poder da gratidão como instrumento de equilíbrio e transformação pessoal. Um artigo[27] publicado pela Harvard Medical School reuniu algumas dessas pesquisas e revelou aspectos interessantes sobre o ato de agradecer, que eu já percebia em minha vida, mesmo sem ter qualquer evidência científica.

---

27 GIVING thanks can make you happier. **Harvard Health Publishing**, 14 ago. 2021. Disponível em: https://www.health.harvard.edu/healthbeat/giving-thanks-can-make-you-happier. Acesso em: 2 jan. 2022.

NÃO É ERRADO TER AMBIÇÃO, QUERER MUDAR DE VIDA E DE PLANOS — ALIÁS, É EXATAMENTE POR ISSO QUE VOCÊ CHEGOU ATÉ AQUI.

MULHER REAL, LIVRE E PODEROSA

Um dos estudos citados foi conduzido pelos psicólogos Robert A. Emmons, da Universidade da Califórnia, e Michael E. McCullough, da Universidade de Miami. Eles reuniram um grupo de voluntários e o dividiram em três subgrupos, cada um com uma atividade de escrita específica. O primeiro teria de escrever sobre coisas acontecidas durante a semana e pelas quais era grato; o segundo, sobre irritações diárias ou situações desagradáveis; já o terceiro teria de escrever sobre eventos considerados relevantes, sem ênfase em serem positivos ou negativos. Após dez semanas, aqueles que se concentraram na gratidão ficaram mais otimistas, sentiram-se melhor com a própria vida e se exercitaram mais.

Outros estudos citados no artigo também associam a gratidão à prática da escrita e como essa combinação tem resultados poderosos para gerar bem-estar. Além disso, pesquisadores defendem que ser grato pode aumentar os níveis de felicidade, melhorar os relacionamentos entre parceiros e motivar funcionários em ambientes corporativos. Uma pessoa grata tende a ser mais sensível, flexível, gentil e adaptável; sabe que nem tudo tem a ver com ela e, por isso, vive de forma mais aberta a receber novas experiências.

Uma das maiores lições de gratidão que recebi veio de uma senhora de 102 anos, carinhosamente conhecida como Vó Gegê. Mulher humilde e de pouco estudo, foi criada com restrições, porém com muito amor. Aos 14 anos, casou-se por meio de um arranjo familiar. A adolescente imatura e ingênua mal teve tempo de sonhar com o "felizes para sempre": no dia do casamento, o marido a deixou em casa e saiu para se encontrar com outra mulher.

Quando conversamos, ela me contou que, desde o primeiro dia, passou por inúmeras provações. Machista e controlador, ele a mantinha sob rédeas curtas e pouco se importava com a família, que logo cresceu. Os quatro filhos – outros dois faleceram ainda muito pequenos – passaram a infância e a juventude vendo a mãe se desdobrar para manter a união entre eles e driblar a ausência do pai, enquanto ele colecionava romances paralelos nas cidades vizinhas. Apesar das humilhações constantes e da dependência financeira, Vó

É TEMPO DE AGRADECER

Gegê nunca acusava o marido de nenhuma falha; tampouco guardava mágoas dos filhos que ele tivera fora de casa.

Ela disse: "Ensinei meus filhos a gostar e a conviver com esses irmãos. E fiz isso porque, independentemente do meu sofrimento e das minhas dores, decidi que, dentro do meu coração, só haveria espaço para o amor, a fé e o perdão. Não era o que ele fazia, mas quem eu era. Hoje sou grata pelo privilégio de estar cercada por pessoas que me querem bem, apesar de tudo. Tem gente que estranha essa proximidade nascida no meio de traições e rancores. Não me importo. No fim das contas, ganhei uma família ainda maior. Se eu morresse agora, estaria certa de ter cumprido minha missão".

Enquanto Vó Gegê falava, eu me contorcia por dentro de revolta. Como um homem podia ter negligenciado tanto a família e causado lágrimas em núcleos diferentes? Na minha mente de mulher independente, tudo me soava assombroso demais. Porém, à medida que ela prosseguia, em sua voz calma e serena, compreendi o que tentava me dizer: de onde ela vinha e com as condições que tinha, havia escolhido conduzir a vida segundo os próprios valores. Não se deixaria ser dominada por sentimentos alheios a ela. O perdão, a fé e a gratidão eram seu norte, seu rumo e seu fim.

Aquela senhora de cabelos brancos e corpo encurvado não desconfiou, mas, quando terminou de falar e sorriu com os olhos, ela havia me proporcionado uma aula sobre dignidade e esperança. Perguntei-lhe se poderia contar sua história. Recebi um passe livre e prometi voltar para levar um exemplar do livro. Ao me despedir, levei comigo algumas perguntas: que velhice eu teria? Como gostaria de estar nos meus momentos finais? Até lá, estaria disposta a encarar meus fantasmas e agradecer por cada aprendizado adquirido? Ou ocuparia meu peito com faltas e ressentimentos? Fiz minha escolha e peguei a estrada de volta em silêncio.

Em casa, abri o caderno e fiz algumas anotações, que agora compartilho com você:

1. Agradecer pelas coisas boas é fácil. O desafio é agradecer sempre e aproveitar cada oportunidade para aprender algo e se fortalecer.
2. Um coração grato não quer perder tempo procurando a razão nem colecionando verdades irrefutáveis. Desprender-se do orgulho ao colocar a cabeça no travesseiro é optar pela paz de espírito.
3. Contemplar o simples da vida nos faz ser gratos: coisas boas acontecem o tempo inteiro e, muitas vezes, não vemos por estarmos focadas somente nas grandiosas.
4. A segunda chance que você tanto espera é sempre agora. Agradeça sua história, honre seu passado, abrace o presente.
5. A gratidão, quando genuína, emociona as pessoas. Agradecer a alguém é reforçar que o outro é importante e merece ser amado e respeitado.
6. Se o mundo acabasse agora e você pudesse levar consigo somente aquilo pelo que agradeceu ontem, o que lhe restaria? Use essa referência para não se esquecer de que gratidão e ingratidão são escolhas que correm para oceanos diferentes.

O MÚSCULO DA GRATIDÃO

Exercitar a gratidão é como exercitar um músculo do corpo: quanto mais estímulos, mais força. Com o tempo, a prática se naturaliza e torna-se uma decisão involuntária. Até você chegar a esse nível, algumas técnicas podem ajudar a desenvolver um espírito grato. São elas:

1. Agradeça às pessoas por algo positivo que fizeram a você: um cumprimento cordial, um serviço realizado, uma oferta de ajuda, uma palavra de apoio, uma xícara de açúcar ou cinco minutos de atenção.
2. Não importa o tamanho nem a grandeza do que receba, agradeça com sinceridade e verdade. Agradeça, principalmente,

quando o outro não esperar uma atitude desse tipo. A gratidão contagia e, assim como a gentileza, também gera gentileza.

3. Escreva bilhetes de agradecimento: às vezes, o outro nem percebe que recebeu um "obrigada"; já uma nota de gratidão pode transformar o dia de alguém. Se possível, crie o hábito de escrever para pessoas próximas, agradecendo por algo bom que já lhe proporcionaram e você nunca teve a oportunidade de retribuir.

4. Faça seu "caderno da gratidão": todos os dias, antes de dormir – ou ao acordar –, agradeça pelas bênçãos recebidas. Escreva como se sentiu, o que mudou dentro de você. Tente agradecer também por eventos ruins. Reflita sobre os desafios que enfrentou e tente encontrar aspectos positivos para ressignificar as dificuldades.

5. Faça suas orações: independentemente do seu credo, agradeça pela vida, pelo privilégio de ser uma pessoa única e por ter a oportunidade de fazer escolhas.

Essas são apenas algumas práticas utilizadas para descobrir um espaço para a gratidão dentro de você. Há inúmeras outras formas de aprender a ser grata – o trabalho voluntário, por exemplo, transforma o sentimento em um bem a ser devolvido para outra pessoa. O que une todas elas é o desejo de experimentar a essência do momento presente, ser otimista com o futuro e se encher de um tipo de amor pela vida e pela existência.

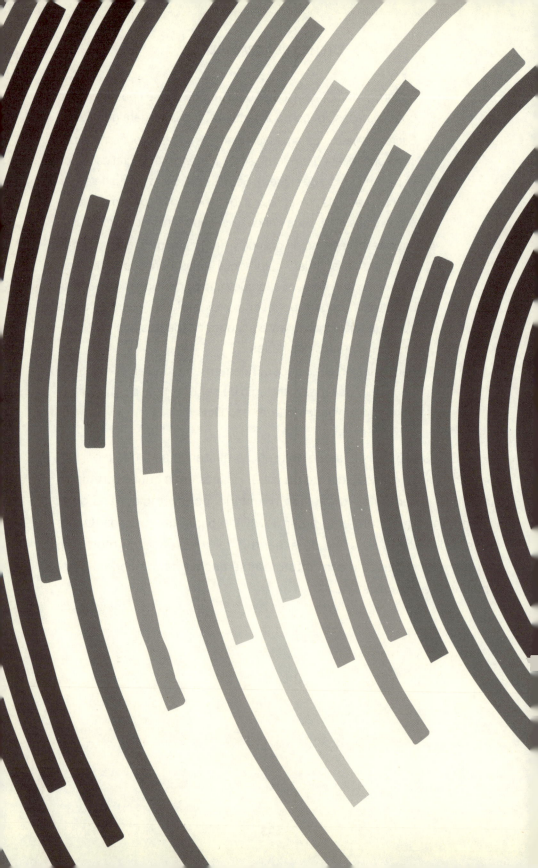

CAPÍTULO 11

APOSTE EM VOCÊ

Querida leitora, estamos próximas do fim dessa primeira viagem que fizemos juntas. Fico feliz por você ter chegado até aqui, acompanhando as histórias de muitas mulheres que enfrentaram desafios assim como você enfrenta os seus. Ao longo destas páginas, compartilhei questões que nos atravessam e provocam vendavais internos capazes de nos fazer mergulhar em um oceano de culpa e exaustão. Lidamos com crenças limitantes e seu poder de enfiar em nossa mente pensamentos e desejos impostos de fora para dentro. Também exploramos juntas diversas possibilidades de como encontrar nosso lugar no mundo.

Como você pode perceber, essas questões independem de idade, raça, classe ou orientação sexual. Em menor ou maior grau, somos todas impactadas pelo peso de ser mulher em uma sociedade machista e opressora: mulheres que trabalham ou são donas de casa, mulheres solteiras ou casadas, mulheres-mães ou mulheres sem filhos. Vivemos, há gerações, pagando uma conta que nunca foi nossa.

Durante a leitura, talvez você tenha passado por fases diferentes de sentimentos. Pode ter se sentido triste ao se reconhecer cansada e longe da vida que imaginou. Em outros momentos, pode ter ficado eufórica e decidida a mudar tudo o que a faz sofrer. Também é possível que tenha ficado paralisada com a sensação de impotência gritando em seu ouvido: "isso é demais para mim" ou "nunca vou conseguir experimentar um amor-próprio que me leve a uma transformação verdadeira".

Quero lhe dizer que esses pensamentos e sentimentos são legítimos: do mais entusiasmado ao mais desesperançoso, todos fazem parte de um processo de amadurecimento e desenvolvimento da mente e do espírito. Muitas mulheres que vieram até mim chegaram com a semente da dúvida, da falta de ânimo e de coragem para tomar decisões corajosas e necessárias. Desejavam mudar suas trajetórias, mas, sozinhas, não conseguiam achar as possibilidades; acreditavam que só lhes restavam esperar para ver o que a vida lhes ofereceria. Enquanto isso, contentavam-se com migalhas – emocionais, profissionais e espirituais – recebidas diariamente dos outros e, principalmente, de si mesmas.

Durante o tempo vivido com essas mulheres, aproveitei cada segundo de cada encontro para ajudá-las – e também para aprender algo novo com elas. Pude ouvi-las falar de seus projetos, medos, dúvidas e inseguranças. Dividimos experiências de amor e dor, guerra e paz. Apesar das diferentes situações, havia em comum entre elas a percepção de estarem vivendo no piloto automático, como se estivessem em uma embarcação à deriva, sem a menor ideia de qual seria o destino. Participavam de uma expedição às cegas sob total ignorância de seus propósitos. Quando chegavam até mim, muitas nem sequer sabiam o que buscavam, embora houvesse em todas um desejo latente de se atirar ao mar e esperar as ondas decidirem o capítulo seguinte.

Desse desejo, vi nascer transformações incríveis. Vi mulheres se aventurando a sair de seus casulos e colocando em prática processos profundos de transformação pessoal. O tempo, obviamente, não foi igual para todas. Cada uma delas teve a própria hora de dar mais um passo, colocar mais um tijolinho na estrada encantada do autoconhecimento. Havia medo? Claro que havia. Porém maior que o medo era a vontade de viver uma vida livre e permeada de respeito, compreensão e afeto.

Se esse também é seu desejo, acredite, você pode fazer essa virada. Você não veio a este mundo para se contentar com as sobras. Não há limites determinantes para ditar quem você deve ser ou o que deve ter. Você só precisa definir a própria régua e projetar seu significado para o todo, para a abundância, a prosperidade e a qualidade de vida. Você será sua melhor criação.

APOSTE EM VOCÊ

ESQUEÇA A MULHER-MARAVILHA, VOCÊ JÁ É UMA MULHER MARAVILHOSA

Quando prestamos atenção em nós mesmas de forma genuína, conseguimos enxergar o que nos move. A partir dessa descoberta, podemos focar nossa energia e entrega naquilo que, de fato, faz a diferença: nossa essência e identidade. Podemos ser verdadeiramente aquilo que viemos para ser, sem precisar representar personagens nem usar máscaras que escondem o rosto e limitam a alma.

Por meio do método "Esqueça a Mulher-Maravilha, você já é uma mulher maravilhosa", muitas mulheres descobriram que, para entender seu propósito e realizar seus sonhos, precisariam mergulhar dentro de si e buscar apoio nas próprias fortalezas. E, quando o mergulho fosse fundo demais, não teriam problema em pedir oxigênio para alguém que pudesse ajudá-las a sair daquela situação com menos sofrimento. Isso não é fraqueza, mas consciência de que, juntas, podemos ir mais longe. Ninguém precisa ser o herói do faroeste que, sozinho, elimina seus inimigos e parte para a vida solitária. Ninguém, aliás, precisa ser nada que não seja. Essa é apenas mais uma ilusão.

Essas mulheres que conseguiram virar a página para uma vida mais leve entenderam que seguir junto é ir mais longe, não mais rápido – quem tem pressa? Assim, puderam voltar a rir, inclusive de si mesmas. Elas descobriram que, às vezes, agirão de forma precipitada ou equivocada, cometerão erros e se arrependerão de muitas coisas, mas isso não é mais um problema. O fracasso faz parte da humanidade e, quando acontece, basta dar uma pausa, corrigir o passo, aprender algo com a situação e seguir em frente. Ter a real noção de que a perfeição não existe é um passe livre para saborear a vida e vivenciar cada instante com o compromisso de entregar o melhor de acordo com as condições possíveis naquele momento – sem julgamentos nem dedos apontados.

MULHER REAL, LIVRE E PODEROSA

Mais conscientes de seus desejos íntimos, essas mulheres experimentaram o prazer de se agradar. Puderam, enfim, tirar suas cascas e revelar pessoas cheias de sonhos. Se antes estavam ocupadas demais com os sonhos dos outros, compreenderam que podiam dar voos mais altos para qualquer lugar. A vida, afinal, é cheia de oportunidades e experimentá-las é direito de todas as pessoas. A vida no automático, apressada e urgente, aos poucos entrou em outro ritmo.

Quando olho para essas mulheres hoje, vejo como se empoderaram, inclusive de suas fraquezas. Mesmo com temores e inseguranças, elas não renunciam mais aos próprios projetos pessoais. Tampouco esperam o momento perfeito – esse, acredite, também é uma ilusão. Elas sabem que podem acionar seus recursos emocionais a qualquer hora, ainda que não se sintam suficientemente preparadas. Porque, se as coisas saírem diferentes do esperado, sempre há um plano B na manga. Há compaixão e disposição para reverter o jogo.

Uma dessas mulheres me disse outro dia: "Nubiana, estou me sentindo leve. Não imaginava uma vida sem tanto peso. É como se uma grande carga tivesse saído de cima de mim. Antes eu me via como um caracol, andando a passos lentos e carregando uma imensidão nas costas. Descobri que a vida se reinventa mesmo que, tantas vezes, pareça impossível". Outra me contou que aprendeu a se encarar no espelho sem desviar o olhar. Não se odiava mais. Pelo contrário, aprendeu a amar a mulher que via, reconhecendo seu potencial para correr atrás de tudo o que deseja.

Ela falou: "Eu me sentia incapaz de sair do canto. Acreditava que tudo de bom que me acontecia era por puro acaso. Dei adeus à impostora. Ela não me domina mais". Aos 50 anos, essa mulher entendeu que nunca foi sorte, tinha mais a ver com a decisão de recomeçar a vida honrando a própria história e construindo o futuro dia após dia. Um passo de cada vez. *Baby steps*, lembra?

Confesso que, ao ouvir esse depoimento, deixei virem as lágrimas. Diante daquela mulher, também estava uma outra que havia passado por tantos desafios. Respirei profundamente e pensei:

tudo valeu a pena. Aliás, sempre vale a pena ter tentado, pensado, chorado, vivido. Nada acontece que não venha para se transformar em conhecimento e aprendizado.

Conto essas histórias para dizer a você: não desista. Não acredite que a mudança real não é para você. Ainda que tenha ouvido a vida inteira coisas a seu respeito que a levaram a duvidar de si mesma, não desista. Nossas escolhas – e as consequências delas – não são uma linha reta. O desafio humano é resistir às tempestades e calmarias, colecionando memórias, desbravando o desconhecido. Quem não entender isso está fadada a ver o tempo passar sem experimentar o melhor do mundo.

Se o desejo de ser diferente está com raízes fincadas no seu coração, essa mudança já começou. E se em algum momento passar pela sua cabeça que o ato de se colocar como prioridade é um pensamento egoísta, lembre-se dos incontáveis dias em que você se viu no fim da fila. Recorde os instantes de solidão ao se ver tentando dar conta de tudo. Pense nos dias de exaustão, culpa e cobranças a perder de vista. Aquele velho peso sobre seu corpo e sua mente.

Tudo isso deve servir como combustível para você fortalecer a decisão de trilhar uma nova jornada, mesmo que as condições não sejam as ideais. Aliás, justamente nessas incertezas podem estar escondidas oportunidades incríveis de superação e de uma vida com mais emoção. E provar essas conquistas traz à luz o incomparável sabor da vitória.

É por tudo isso que eu a convido a se mexer e a começar a apostar na melhor pessoa do seu universo: você. Sei que você já deve ter lido ou ouvido isso milhares de vezes. Por isso mesmo, fica minha pergunta: se você já sabe o que precisa fazer, por que nunca colocou seu plano de voo em prática? Por que continua presa às circunstâncias esperando algo divino modificar seu presente e futuro? O dia de virar a mesa é hoje.

QUANDO TODO MUNDO PENSA IGUAL É PORQUE TALVEZ NINGUÉM ESTEJA PENSANDO MUITO.

VOCÊ NÃO ESTÁ SOZINHA

Eu esperei mais de quinze anos para ver este livro tomar forma e chegar às suas mãos. Durante esse tempo, eu me preparei, busquei acumular conhecimento e experiências, parei para ouvir (e compreender) cada mulher que cruzava meu caminho. Chegar até aqui me fez sentir muito orgulho de mim. A Nubiana que colocará o último ponto-final no último capítulo não é a mesma que saiu da casa dos pais sem entender nada do mundo, tampouco é a que começou a escrever no meio de uma pandemia que segue seu curso. Sou apenas uma mulher sem medo de correr o risco de ser feliz. E só eu sei o preço que paguei para, agora, colher todos esses frutos feitos apenas por mim.

Desejo que, ao ler este livro, você vá em busca de oportunidades e se torne uma aceleradora delas. Chegue a todos os lugares que almejar e consiga influenciar outras mulheres positivamente. Seja luz! Nenhuma de nós está sozinha. Juntas podemos mudar o mundo e construir um novo tempo mais leve para todas.

Eu acredito em mulheres que impulsionam, mulheres que se ajudam, mulheres que sonham e que cultivam a esperança diariamente. Embora a competitividade, tão estimulada pela sociedade, insista em nos afastar, acredito em uma força envolvendo o universo feminino, uma espécie de chamado para darmos as mãos e aprendermos a compartilhar nossas dores e vitórias. Também acredito que, quanto mais gratas formos a tudo o que temos e somos, mais conscientes seremos para receber o melhor da vida. Caso contrário, estaremos blindadas para perceber os sinais de prosperidade cruzando nossas ruas.

E, se esses conselhos não forem suficientes, guarde apenas o maior de todos: busque em Deus a força extra para ampará-la quando a subida estiver íngreme demais. Deus – ou o que você chama de Deus – vai se manifestar nas boas companhias, nos desconhecidos, nas pessoas diferentes de você. Ampliar seu convívio vai estimulá-la a ter novas formas de pensar e, principalmente, a não levar as coisas tão a sério. Experimente julgar menos os outros pelo fato de não estarem alinhados com você. Quando todo mundo pensa igual é porque talvez ninguém esteja pensando muito.

Quero finalizar este capítulo contando a história de uma mulher de 30 anos que, desde seu primeiro dia no mundo, conheceu de perto a superação. Carla nasceu com uma deficiência física por consequência de uma paralisia cerebral e sofre até hoje o desafio de ser "diferente". Ainda menina, participou do divórcio dos pais e da indiferença da família, inclusive dos irmãos, resistentes à realidade de ter uma irmã com uma deficiência.

Como na maioria dessas histórias, foi a mãe quem ficou para ser o porto seguro e a salvação de Carla, ensinando-a a ser o mais independente possível e a não se vitimizar. Com a mãe, ela aprendeu que podia realizar muitas coisas, independentemente da limitação física por ser uma cadeirante. Apesar de o mundo ainda não estar preparado para mulheres como ela, Carla resolveu reagir ao preconceito e à falta de oportunidades com amor: tornou-se poeta e palestrante e, hoje, utiliza a própria trajetória para falar da inclusão da mulher.

Quando nos conhecemos, ela disse: "Preciso de alguém que me dê a mão nesta caminhada. Sou forte, mas sou também humana. Sua voz ecoou em mim e me fez desejar ir ainda mais além. Por isso, serei sempre grata". Aquelas palavras reverberaram no meu peito como uma música suave. Pude sentir Deus me tomando como instrumento para ser uma ponte na vida de outra mulher. Lembro-me de, naquele dia, ter escrito no meu caderno: estou no rumo certo.

E se eu posso estar nessa trilha de pedras invisíveis colhendo sonhos plantados ainda no passado, você também pode idealizar a própria paisagem. Leve, em sua mente e em seu coração, o exemplo de todas as mulheres incríveis ao seu redor. Apoie-se nelas para enxergar a vista de cima e nunca perca a chance de ser a ponte de Deus para alguém – inclusive para si mesma.

APOSTE NA VITÓRIA

Guardei estas páginas finais para dizer que cada mulher com quem me conecto guarda também um pouco de mim. Somos todas uma só, lutando para conquistar um mundo onde nenhuma de nós precise provar nada a ninguém. Por isso, seus sonhos são também meus sonhos, seus medos são meus medos, suas vitórias são minhas vitórias.

A Nubiana menina que vendeu maracujá na feira e comprou sua primeira bicicleta aos 8 anos, no interior de Goiás, continua viva. Ela desejava conhecer a neve em Nova York e, com seu incansável esforço, entrou em um avião e partiu sem pedir licença. Ela também é você. Se estamos aqui juntas é porque há um laço invisível de sororidade nos envolvendo. Queremos e podemos ser o porto seguro umas das outras.

Esses últimos anos foram muito desafiadores. O que fez a diferença foi ter com quem contar. Alguém para nos lembrar de que os "nãos" recebidos nos fizeram mais resilientes ou nos livraram de enrascadas. Sem eles, não teríamos chegado até aqui. Já imaginou se todos lhe dissessem "sim" o tempo todo? Você não teria a maturidade que tem hoje. Vale dizer que, inclusive para os "sins" é preciso estar preparada. Já ouviu aquela frase "cuidado com o que pede, pois pode acontecer"? O que ela nos diz é que devemos ser responsáveis com nossos desejos. Eles têm força própria e, muitas vezes, são incompatíveis com aquilo que realmente prezamos. E se há algo de que não podemos abrir mão é dos nossos valores. Defenda-os com unhas e dentes. Arrisque-se, se for preciso, mas não renuncie ao que seu peito guarda como uma inestimável riqueza. Quando tudo estiver terminado, será apenas isso que levaremos da vida. Por isso, invista no que a faz sorrir. Lance sua moda, crie seu estilo, dê *likes* em suas vitórias, não importa o tamanho que elas tenham. Registre – na câmera ou na memória – os momentos em que você se sentir imponente para que se lembre deles e não duvide de sua habilidade de realizar coisas incríveis. Reserve um zoom para as conquistas mais especiais e role a câmera nos momentos não tão legais assim.

Não deixe que o automático, a pressa nem o relógio roubem sua capacidade de sonhar e de ter o prazer de usufruir do seu sonho. É preciso que você aposte na vitória, como minha mãe escreveu em um pedaço de isopor de fundo rosa quando saí de casa. Também não permita que ninguém lhe tire a esperança de um futuro no qual você brilha. Você precisa acreditar sempre em si. Você pode transformar suas atitudes e seu modo de pensar. Todos os recursos para isso já estão dentro de você. Ouse descobri-los e jogá-los para o universo. A colheita será surpreendente.

E não se esqueça nunca: nos difíceis anos de pandemia, tivemos a chance de sair íntegras de uma tragédia de proporções mundiais. Milhares de pessoas não tiveram essa sorte. Faça por merecer essa oportunidade de continuar a jornada e siga mais confiante no seu potencial. Não há fórmulas mágicas, você já sabe, mas há coragem, dignidade, força, perdão, compaixão, resiliência e fé.

(**ARRISQUE-SE, SE FOR PRECISO, MAS NÃO RENUNCIE AO QUE SEU PEITO GUARDA COMO UMA INESTIMÁVEL RIQUEZA.**)

APOSTE EM VOCÊ

É tempo de comemorar a mulher incrível que está para abrir as asas e voar para onde ela quiser. Abra uma garrafa de espumante – ou vinho, suco, café, água, chá, tanto faz – e ofereça a si um brinde. Faça do instante um ritual de honra e gratidão à sua história. Se possível, escreva uma carta endereçada a si mesma, contando os seus planos, seus sonhos, sua esperança. Elogie sua ousadia de não querer continuar mais no mesmo lugar. Coloque-a nos Correios. Quando receber a correspondência, apenas sorria e guarde-a em algum lugar secreto até o próximo ano. Esse será seu tempo de mudança e realizações. A experiência de abrir o envelope vai mostrar o tamanho da força que habita seu corpo e seu espírito.

Chego ao instante final dessa nossa troca iniciada tantas páginas atrás. Não me despedirei, pois tenho convicção de que permaneceremos juntas. Para você, deixo meu coração e minha alegria de fazer parte da sua vida de alguma forma. E torço para que, ao encerrar este livro, você esteja tomada por um amor imenso pela mulher maravilhosa que é. Todas as noites, em minhas orações, pedirei a Deus sabedoria e discernimento para que todas as mulheres, em todos os cantos do planeta, se encham de luz e de suas próprias verdades. Repito o que disse antes: não tenha medo. Siga, avance, levante-se e faça valer a pena o presente de estar viva. Como disse no início de tudo, sua rede já está pronta: pode saltar.

Este livro foi impresso
pela Gráfica Rettec em
papel pólen bold 70 g/m²
em julho de 2022.